U0222186

减掉
内脏脂肪

[日]江部康二 —— 著

朱悦玮 —— 译

天津出版传媒集团

天津科学技术出版社

著作权合同登记号：图字02-2020-168号

NAIZO SHIBO GA SUTON TO OCHIRU SHOKUJI JUTSU
by Koji Ebe
Copyright © 2019 Koji Ebe
Simplified Chinese translation copyright © 2022 by Beijing Fonghong Books Co., Ltd.
All rights reserved.
Original Japanese language edition published by Diamond, Inc.
Simplified Chinese translation rights arranged with Diamond, Inc.
through Japan UNI Agency, Inc., Tokyo

图书在版编目（CIP）数据

减掉内脏脂肪 / (日) 江部康二著 ; 朱悦玮译. --
天津 : 天津科学技术出版社, 2022.2
ISBN 978-7-5576-9723-5

Ⅰ.①减… Ⅱ.①江… ②朱… Ⅲ.①减肥—普及读
物 Ⅳ.①R161-49

中国版本图书馆CIP数据核字(2021)第204733号

减掉内脏脂肪
JIANDIAO NEIZANG ZHIFANG

责任编辑：孟祥刚

责任印制：兰　毅

出　　版：天津出版传媒集团
　　　　　天津科学技术出版社

地　　址：天津市西康路35号

邮　　编：300051

电　　话：（022）23332490

网　　址：www.tjkjcbs.com.cn

发　　行：新华书店经销

印　　刷：雅迪云印（天津）科技有限公司

开本 880×1230　1/32　印张 6.5　字数 136 000
2022年2月第1版第1次印刷

定价：52.80元

你对自己的身材,尤其是腰腹部位满意吗? 你是否正为"大腹便便"而苦恼呢?

我们体内的脂肪,大体分为"皮下脂肪"和"内脏脂肪"。可以简单地这样理解——

- 能用手抓起来的脂肪 = 皮下脂肪
- 不能用手抓起来的脂肪 = 内脏脂肪

而让大肚腩瘦下来的关键,就在于隐藏在腹部内的内脏脂肪。如果用存款来比喻的话——

- 皮下脂肪是无法轻易取出的"定期存款"
- 内脏脂肪是能够立刻取出的"活期存款"

因此,能够迅速消除的内脏脂肪,是决定能否保持腹部紧实的关键因素。

"让我运动？想都别想！"

别担心。不但不用运动，而且还不用节食。

不用去健身房也不用跑步。只要通过控糖和一日两餐的"半日断食"，就可以在最初的一周之内减掉 2 ~ 3 千克的体重，之后体重会逐步恢复到正常水平，并长久地保持下去。鼓出来的肚子也会在不知不觉间凹下去，并且绝对不会反弹。

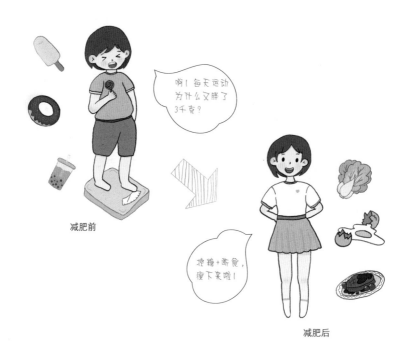

减肥前

减肥后

上述方法由马上 70 岁却仍然保持 20 多岁时体重的我亲测有效。

因为不用饿肚子也不用费力气运动，所以很容易坚持下来。用这个绝对不会失败的饮食法和大肚腩说拜拜吧！

目
录

第四章　饮食中正常摄取脂肪根本不会变胖

第五章　糖分并非身体必需的

第六章　这些病都跟糖有关

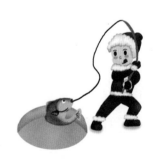

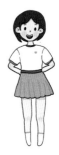

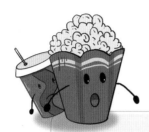

注意：有以下情况的读者，请慎用本书介绍的饮食法：

- 正接受糖尿病治疗、服用药物、注射胰岛素者，可能会出现低血糖。请务必咨询主治医生是否可以进行控糖。

- 患有肝硬化、胰腺炎、长链脂肪酸代谢异常、尿素循环障碍等疾病的人不适合本方法。

  - 肝硬化会导致肝脏功能下降，肝脏产生糖分的"糖新生"功能不足，无法保持血糖稳定。

  - 控糖饮食法需要大量摄取脂肪和蛋白质，但胰腺炎患者推荐低脂饮食，所以不适用。

  - 长链脂肪酸代谢异常者，无法充分利用肉类和鱼贝类中的"长链脂肪酸"，因此也不适用本方法。

  - 尿素循环障碍疾病患者无法处理蛋白质分解后的产物，也不适用本方法。

此外，高龄或有任何其他健康问题者在采用本方法之前请先向医生咨询。

序
章

不必运动，适宜的饮食即可变瘦

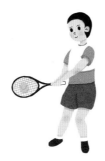

70 岁也可保持 20 多岁的体形

我是京都高雄医院的理事长，医师江部康二。

我出生于 1950 年，今年（2019 年）69 岁。身高 167 厘米，体重 57 千克，与 20 多岁时相比没有变化。

身高没有因为年龄的增长而变矮。

牙齿全都完好，没有龋齿和牙周病。

视力很好，不戴眼镜就可以看清《广辞苑》上的小字。

听力也没有下降。

每天睡足 7 小时，不起夜。

不用定期服药，也不吃任何补品。

胆固醇和甘油三酯（中性脂肪）的数值都在正常水平。

每天都有晨勃。

特意强调晨勃可能让人觉得我老不正经，但晨勃可以作为判断是否患有动脉硬化、内脏疾病以及抑郁症的指标，绝对不能忽视。

我在参加母校京都大学医学部的同学会时，发现同学们大多患有慢性病，需要定期服药或吃补品。

糖尿病、高血压、牙周病、白内障、骨质疏松……即便身为医生，也摆脱不了疾病和衰老带来的烦恼。

同学们都很惊讶，"为什么只有江部你这么有精神？"其中的秘密，就在于本书为大家介绍的由控糖和一日两餐的"半日断食"组成的饮食法。

我不会特意去运动，但每一两周都会打一次网球，还有就是能走路的时候就走，仅此而已。我能够在接近 70 岁的高龄仍然维持超级健康的身体，要归功于我在 17 年前，也就是 52 岁的时候开始实践的饮食法。

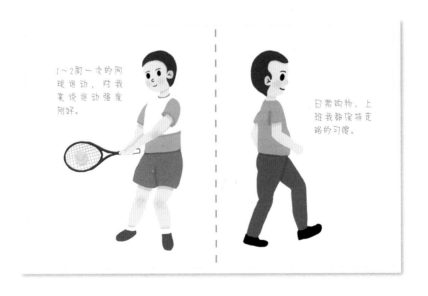

1～2周一次的网球运动，对我来说运动强度刚好。

日常购物、上班我都保持走路的习惯。

肥胖的万恶之源——糖分

虽然一开始我就夸耀了自己的健康状况,但在实践饮食法之前,我的身体并不健康。

那时我的体重是 67 千克,比现在重 10 千克。腰腹部都是内脏脂肪,完全符合代谢综合征[1]的状态。

血压平时低压在 95 毫米汞柱左右,高压在 150 毫米汞柱左右。稍微有点压力的话,低压 100 毫米汞柱、高压超过 180 毫米汞柱的情况也很常见。是个真真正正的高血压患者。

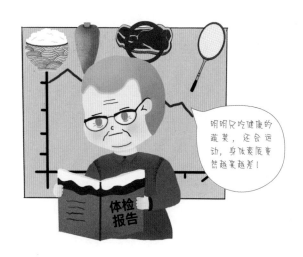

---

[1] 代谢综合征:人体的蛋白质、脂肪、碳水化合物等物质发生代谢紊乱的病理状态,是引发糖尿病、心脑血管疾病的原因之一。——如无特别说明,书中脚注皆为编者注

糖尿病诊断指标之一的糖化血红蛋白值为 6.7%。这个值在 6.5% 以上就会被判定为糖尿病，后来经过诊断，确定我确实患有糖尿病。

我的父亲就因为糖尿病在 77 岁的时候截了肢，80 岁死于心肌梗死。为了不重蹈父亲的覆辙，我决定改变自己。我开始控糖，这也成为我践行健康饮食法的契机。

虽然肥胖、代谢综合征、高血压、糖尿病……这些现代常见病在我身上"一应俱全"，但这绝不是因为我的生活习惯不健康。身为医生，其实我对健康十分重视。

在采用健康饮食法之前我基本遵守"糙米鱼菜"（看起来很健康吧）的饮食法。大量食用糙米，沙丁鱼、鲐鱼等鱼类以及蔬菜，不吃肉类和油脂。

现在以有效控糖著称的高雄医院，曾经也给糖尿病患者推荐过含糖量很高的糙米鱼菜饮食法（这件事我一直反省到现在）。

高雄医院从 1984 年开始给住院患者提供糙米鱼菜的住院餐，这恐怕是日本最早的尝试。

如果严格按照"糙米菜"的饮食标准，会导致蛋白质和维生素不足，所以在其中添加了鱼类和鸡肉。因为给患者推荐这样的饮食法，我认为自己也应该亲自尝试一下，所以也开始只吃"糙米鱼菜"。

我放弃了最喜欢的拉面和乌冬面，就连爱吃的巧克力也不吃了。一切都（自以为）是为了健康。

此外，我还每年进行一次断食。

我第一次断食是在 1984 年,那年我 34 岁。当时母校京都大学的学生为了抗议搭载有战斧核导弹的美国核潜艇进入佐世保港,在京都高岛屋前绝食,大概因为我是全共斗[1]的最后一代吧,他们邀请我为他们做健康管理。从此以后,我开始尝试断食。绝食抗议本身就是断食,而断食对健康的好处早就得到了人们的认可。

而且我每两周打一次网球,每周去一次健身房,可以说,我对健康非常重视。

虽然一直采用"糙米鱼菜"的"健康"饮食,每年断食一次,并且定期运动,但我的体重却不断增长。内脏脂肪不断堆积,血压和血糖值(血液中的糖分被称为血糖,血糖的数值被称为血糖值)**等健康指标也逐年恶化。**

明明我对健康如此重视,为什么却变得越来越不健康了呢? **万恶的根源,就在于我每天摄入了大量的糖分。**

降低患病率的饮食法

早在 1999 年,高雄医院就在时任院长的家兄江部洋一郎的指示下,在全日本第一个推出治疗糖尿病的控糖疗法。

---

[1] 全共斗: 1968 年至 1969 年发生在日本的学生运动。——译者注

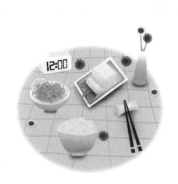
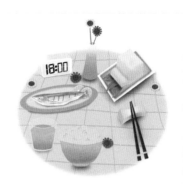

午餐：糙米饭、豆腐、芝麻海带　　　晚餐：蔬菜汁、糙米饭、豆腐、秋刀鱼

在最初的两年里，我跟另外三名营养师只是袖手旁观，因为觉得哥哥"又在做奇怪的事"。但患者的血糖值却在不依赖药物的情况下平稳下降，内脏脂肪也逐渐减少，肥胖的状况更是得到了显著的改善。这让我彻底改变了对哥哥的看法。

后来我自己也得了糖尿病，于是决定尝试一下控糖疗法。结果取得了惊人的成果。

我的体重在半年的时间里就从 67 千克降到 57 千克，回到学生时期的水平，腰腹部的内脏脂肪减少，代谢综合征也随之消失。一直到现在我的体重都没有任何改变。

我在 52 岁的时候发现自己患有代谢综合征和糖尿病，然后开始控糖疗法。在半年时间里体重就下降了 10 千克，血压等健康指标也恢复了正常。

控糖前通过电子计算机断层扫描（CT）检查出的 126 平方厘米的内脏脂肪面积，后来也减少到 71 平方厘米（再次做 CT 检查是在两年后，但控糖半年后体重减轻、健康指标恢复正常时，内脏脂肪的面积应该就已经减少了）。

糖化血红蛋白值也在 3 周后从 6.7% 下降到了 6.0%，低于糖尿病的诊断标准。后来我的糖化血红蛋白值一直维持在 5.6% ~ 5.9% 的安全范围内，换句话说，我不会像父亲那样因为糖尿病截肢，发生心肌梗死的危险也相应减小了。

像我现在这么健康的身体，仅凭饮食法就可以获得。

避开谷物，瘦身自来

本书将为大家介绍在减少内脏脂肪、战胜代谢综合征及糖尿病上发挥巨大威力的饮食法。

不吃米饭和面食来控制糖分的摄入，听起来好像给人一种很狂热、很极端的感觉。但正如我在后文中将为大家详细介绍的那样，控糖饮食才是我们人类最正确的饮食法。

人们大多认为大米和小麦等谷物是健康食品，总是告诉孩子"多吃点饭"，但实际上对人类来说，这些都属于"异物"。虽然还不至于中毒那么夸张，却属于不健康的食物。

人类的历史大约有 700 万年,在这漫长的历史之中,人类摄入谷物含糖食物的历史非常短。

人类日常食用谷物等淀粉类食物,是在约 1 万年前开始农耕之后,而日本则是在 2500 年前的弥生时代之后。

人类在漫长的历史中,几乎没有摄取过糖分,无法应对像现在这样大量摄入糖分的饮食习惯。历经 700 万年形成的体质,不可能在这么短的时间内就发生改变。

我们的身体是由摄入的食物维系的,如果长期大量摄入与体质不相适应的糖分,肯定会生病。

目前,糖尿病已经在全世界范围内普遍存在。仅日本就有超过 1000 万的潜在糖尿病患者,而全世界患有糖尿病的人数更是超过 4 亿。

不仅是糖尿病,在日本人的自然死亡因素中占前几位的癌症、心脏病、脑卒中等,全都和过量摄入糖分有关,也就是所谓的"糖脂病"。除此之外,像认知功能障碍以及过敏症等原因不明的现代疾病,我觉得其实也是"糖脂病"。

本书所介绍的饮食法(控糖和一日两餐的"半日断食"),不用运动就能减少内脏脂肪,不但能够改善体形,还可以预防疾病。

想要甩掉肚子上的"游泳圈",又不愿意辛苦运动,这是人之常情。

"我知道只要运动就能瘦下来。"

"但就是做不到。""不想运动。""坚持不下来。"……

我知道,也很理解这种心情!接下来我就将不必运动也能把顽固的皮下脂肪和内脏脂肪减掉的方法,毫无保留地教给你们!

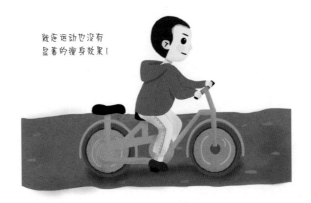

就连运动也没有显著的瘦身效果!

糖分摄入过多的第一大危害，就是餐后血糖值迅速上升的餐后高血糖。血糖虽然是人体能量的源泉，但血糖值过高则是非常危险的。能够提升血糖值的只有糖分。蛋白质和脂肪并不会使血糖值升高。

低热量而高糖的食物会使血糖值上升。

高热量而低糖的食物不会使血糖值上升。

吃低热量而高糖的荞麦面会使血糖值上升，但吃高热量却几乎不含糖分的西冷牛排则不会使血糖值上升。

糖尿病领域的权威——美国糖尿病学会指出，"摄入后会对血糖产生直接影响的只有糖分，糖分会被迅速吸收并且在 120 分钟之内 100% 变为血糖。蛋白质和脂肪则不会对血糖产生直接影响"。

能够使餐后血糖值降下来的，是胰脏分泌的胰岛素。胰脏也是人体内唯一的降糖脏器。但因为基因问题，日本人的胰岛素分泌能力只有欧美人的一半，这也是日本糖尿病患者不断增加的原因之一。

当出现餐后高血糖时，为了降低血糖而分泌出来的胰岛素会将多余的糖分（葡萄糖）转变为内脏脂肪等。

此外我们的体内还在不断糖化。所谓糖化，指的是被加热的葡萄糖与人体内的蛋白质结合，形成劣质蛋白的现象，最终产生 AGEs（晚期糖基化终末产物）这个最有害的物质。AGEs 与癌症、心脏病、脑卒中、认知功能障碍、糖尿病并发症等疾病都密切相关（详见第六章）。

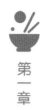

第一章

半日断食，
让内脏轻松运转

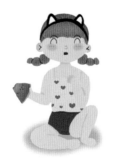

取消习以为常的早餐

我在 35 年前，也就是 34 岁的时候第一次尝试断食，之后就一直坚持不吃早餐，且一日两餐。

每天早上，我只喝一杯加了生奶油的咖啡，除此之外什么也不吃。白天和晚上则根据工作的状况选择食物。

只要控制糖分的摄取，就不会因为"血糖值异常波动"产生饥饿感，所以即便不吃早饭，上午也不会感到饥饿。

我们之所以会感觉"饥饿"，是因为吃了太多米饭、面食、薯类等含有大量糖分的食物。

事实上，控制糖分摄入的人大多一天只吃两餐，很多人"一直到中午都没有饥饿的感觉"。吃午餐也只是因为"到了吃午餐的时间"而已。如果偶尔感觉肚子有点饿，就吃点奶酪和混合坚果顶一下。

我之所以选择保留午餐和晚餐而不吃早餐，是因为**这样做对健康很有好处。**

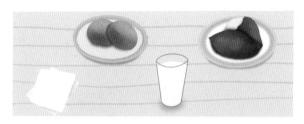

警惕高糖分早餐：面包、红薯、牛奶，这样很快就会饿。

假设晚上 7 点钟吃晚餐，第二天不吃早餐，一直到中午的时候才吃午餐，那么断食的时间就可以达到 17 个小时。

因为在断食的时间段内没有任何糖分的摄取，所以血糖值一直都很稳定，不会对血管和脏器造成任何损害。而且**不吃早餐的话，从前一天晚餐结束之后到当天吃午餐之前，身体会一直燃烧内脏脂肪。**

从人类的历史来看，最早并没有早晨起来什么也没做就立刻开始吃饭的习惯。而且，体脂肪作为存储在体内的能量，足够支撑你一上午的活动。所以不吃早餐是完全合理的。

我的一日两餐周食谱

那么，从周一到周日的一周间，我都在什么地方吃些什么呢？

正如前文中提到过的那样，每天早晨我除了一杯加了生奶油的咖啡之外什么也不吃。

周一

每周一，我都会在位于京都站前的"高雄医院京都站前诊所"出诊。

上午的诊疗结束后，我常去附近一家名为"肉与酒小酒馆"的餐厅，点一份1000日元的烤肉饭套餐。

点餐的时候我会特别嘱咐服务员"不要米饭"。虽然没有米饭，但因为有很多肉和蔬菜沙拉，所以吃饱完全不成问题。

肉类之中的糖分几乎为零，而蔬菜沙拉中所含的糖分不足5克。

有时候上午比较繁忙，没那么多时间在外面吃午饭，我就会去附近的便利店买一份猪肉沙拉或鸡肉沙拉，搭配两个煮鸡蛋，拿回诊所，加上诊所里常备的蛋黄酱一起吃（**便利店送的沙拉酱含糖，所以我从来不吃**）。

周一的晚上，因为妻子在位于京都市左京区的江部诊所上班，所以我一个人在外面吃。我最常去的是连锁店"和食里"。这里的自助火锅是我的最爱。

"和食里"对65岁以上的老年人有折扣优惠，我只需花2190日元（不含消费税）就能吃上猪肉火锅自助高级套餐。

汤底可以任选两种，我一般选糖分比较少的海带汁和鲣鱼汁。猪肉有里脊、腰肉、五花肉等（还可以自选鸡肉）。

除了肉之外，蔬菜、豆腐等食材也应有尽有。我不会要米饭作为主食，而是将生鸡蛋打在锅里做成鸡蛋汤。

有时候我也会去牛肉饭连锁店"食其家"，点一份用豆腐代替米饭的"牛肉豆腐"。

点餐的时候，我会告诉店员"不要加酱汁和日本醋"，**因为不管是酱汁还是日本醋，里面都含有糖分**。

快餐店的料理都是程式化作业，我不要酱汁和日本醋，相当于给他们节省了两道工序，所以店员们应该也很高兴吧（笑）。

但我感觉只吃这些食物的话热量和营养的摄入都不太够，所以还会再点两个温泉蛋、一份盐渍鲑鱼、一碗猪肉汤。**猪肉汤里的"芋头"含糖量很高，所以我不吃**（根茎类蔬菜都含有大量糖分）。

周二

周二下午我在高雄医院出诊，所以午饭我会在家吃，通常是在上午11 ～ 12点钟的时候。

我的妻子经常将猪肉片、豆芽、卷心菜一起炒着吃，菜量很大，有时候还会将海苔和香葱末撒在冷豆腐上当作配菜。

有时候我也会吃一些秋刀鱼、鲐鱼等应季的鱼类。通常一条不够吃，需要吃两条。配菜我选择蔬菜沙拉、煮鸡蛋，再淋上蛋黄酱做的酱汁（低糖）。

此外，我还会喝放了很多蔬菜的味噌汤。没有味噌汤的时候就喝在生协[1]买的含糖量极低的速溶鸡蛋汤。

晚上我一般在家吃涮锅、煮锅或者铁板烧。

涮锅的话就是用牛肉、猪肉加海带汁，煮锅的话也会用海带汁，加上鳕鱼、鲕鱼和扇贝做成海鲜锅。

调味，我不用市面上卖的那种含糖量很高的芝麻酱，而是选择低糖的日本醋。一般的日本醋每100克含糖12克，而我常用的这款糖分要比一般的低60%。

吃铁板烧的时候，我直接用餐桌上的铁板。烧烤的食材跟火锅差不多，有肉和鱼，搭配洋葱、茄子等蔬菜以及香菇等，调味则用盐和胡椒。

胡萝卜和猪肉汤里的芋头一样属于根茎类，含糖量较高，所以我只吃一点。

冬季我有时候还会吃关东煮。但不吃含糖量高的鱼糕之类，只吃鸡

---

[1]生协：日本消费生活协同组合的简称，是日本的消费者合作社联盟，为消费者提供服务。

蛋、萝卜、炸豆腐、豆腐、牛筋等含糖量少的。

有时候我也会做寿喜锅。寿喜锅一般在底料里都会放砂糖，但我家用不会使血糖值上升的人工甜味剂（发酵葡萄糖）赤藓糖醇制作的"LAKANTO S"（SARAYA）来代替砂糖。

周三、周四

周三和周四的上午我都是在高雄医院出诊，所以午饭吃给糖尿病患者提供的控糖饮食餐（含糖分 10 ～ 12 克）。

周三的夜诊结束后，差不多晚上 8 点钟了。我们一家三口经常在晚上 9 点钟左右去一家叫"YAITANN"的御好烧店吃晚饭。

或许有人会觉得奇怪，"御好烧不是用小麦粉（糖分）做的吗？"但我们去御好烧店并不会点御好烧（可能更让人觉得奇怪了），而是将其当成"铁板烧"的店铺。

前菜点冷豆腐、鸡蛋卷、生卷心菜等，主菜点辣味香肠、奶酪番茄煎蛋卷、豚平烧、秋刀鱼、炒蔬菜等，全家一起吃。

对店家来说，与只点御好烧填饱肚子相比，像我这样点很多菜品的客人餐费更高，所以应该不会嫌我们麻烦吧（笑）。

有时候我们也会去沃克牛排店。

每个人点一份 200 克的嫩腰里脊肉或西冷牛排，再加一份自助沙拉。沙拉以含糖量较少的叶菜和甘蓝等黄绿色蔬菜为主，按自己喜好选择。

如果觉得不够吃的话，我们还会点一份烤鸡肉全家一起吃。

牛排和烤鸡肉里附带的土豆和胡萝卜含糖量很高，不能吃。此外，含有较多糖分的法式浓汤和奶油汤也不能喝。

周四的晚上和周二一样，在家吃火锅、煮锅或者铁板烧。

周五、周六

每个周五和周六的早晨我都要去江部诊所出诊。

午饭我会将之前网购回来放在冰箱里保存的冷冻控糖套餐，拿微波炉热一下再吃。

我最常吃的是控糖套餐专卖网站"控糖.com"（www.toushitsuseigen.com）上卖的炖牛肉和牛肉饼。

低糖的炖牛肉含糖量只有 1.2 克，牛肉饼的含糖量为 2.8 克。因为量很大，所以不用吃主食和配菜也能吃饱。

"控糖餐厅"（www.ofk-ec.com）的牛肉饭和咖喱猪排我也很喜欢。这家店用"大豆米"代替米饭，牛肉饭的含糖量为 11 克，咖喱猪排的含糖量为 9.7 克。

周五晚上有时候我会在家里吃，有时候会全家一起在外面吃。最常去的是家旁边的小饭店。

生鱼片、黄油烤鲑鱼、炭烤鸡肉、蛋黄酱烤牛油果虾仁、黏糊糊系列的秋葵纳豆、蔬菜沙拉等都是我们常点的菜，不吃米饭和荞麦面。此外，我还会喝点寄存在店里的烧酒。

周六晚上，全家一起在家吃火锅、煮锅或者铁板烧。但如果周五晚上在家吃，周六晚上就会出去吃。

周日

周日因为休息，所以中午和晚上都在家里吃。内容和周二、周四、周六基本相同。如果周六晚上吃了火锅或者煮锅还剩下一些食材，就周日中午吃。

我每年大约要在全国各地做 30 次左右的演讲，时间大多在周日。因为演讲的主题就是控糖，所以主办方招待我吃饭的时候，我都会选烤串店、火锅店、自助餐等比较容易控糖的餐厅。

天天喝酒，随便吃肉也不会变胖？

前面我简单地介绍了一下我一周的食谱，或许大家已经发现，我吃了很多的"肉"。

似乎很多人认为，"吃太多的肉对身体不好""吃肉容易胖"，但肉类的糖分含量几乎为零，而且含有大量的蛋白质、脂肪、维生素和矿物质等人体必需的营养成分，所以我根本不控制肉的摄取量。

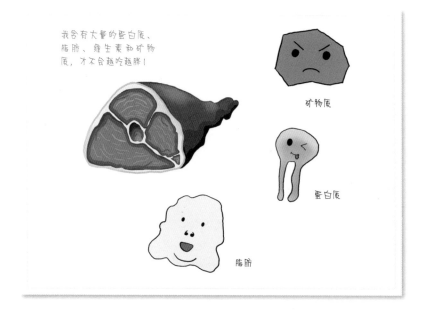

我含有大量的蛋白质、脂肪、维生素和矿物质，才不会越吃越胖！

矿物质

蛋白质

脂肪

　　有研究认为，吃太多肉会提升罹患癌症的风险，尤其是红肉（牛肉、猪肉、羊肉等）和加工肉（火腿、香肠、培根等），但这个观点有人赞成有人反对。

　　国际癌症研究机构认为，红肉和加工肉可能会提高罹患大肠癌的风险。而日本国立癌症研究中心则认为，以日本人的平均摄取量来看，食用红肉和加工肉并没有引发大肠癌的风险，或者说非常低。

　　我个人认为，如果采取了控糖饮食，就没必要再限制肉类的摄取量。因为可能引发大肠癌的风险数据，都是从正常摄取糖分的人的数据中推算出来的。而过量摄入糖分本来就会引发癌症。

过量摄入红肉和加工肉再加上过量摄入糖分，就会提高罹患癌症的风险，但如果控制糖分摄入的话，风险将大幅降低。

不过加工肉中含有大量的添加剂。虽然每一种添加剂都是安全的，但这些添加剂混合在一起进入人体后可能会发生某种意料之外的反应。**因此，我会尽量控制自己不摄入太多的加工肉。**

我每天都喝酒。一天的工作结束之后，吃过晚饭，一边写博客"江部医生的糖尿病闲情日记"（koujiebe.blog95.fc2.com），一边就着晒干的鱿鱼干和核桃仁小酌一番，是我一天中最幸福的时刻。

我会先喝一瓶不含糖的发泡酒，然后再喝两三杯同样不含糖的烧酒（兑水）。

我晚上从来不起夜，第二天早晨起来也没有过宿醉的情况，所以我觉得对我的身体来说这个酒量没什么问题。

最理想的健康饮食——一日一餐

虽然我现在是一日两餐，但断食的时间越长血糖值越稳定，对健康就越有好处。所以，如果能够做到一日一餐，就可以使断食时间长达 24 小时，效果更佳。

或许有人觉得"一日一餐太难受了"，但如果严格控糖的话，即便一日一餐也不会感觉特别饿。吃米饭之类的食物会摄入糖分，导致血糖值迅速上升，当血糖值快速下降时就会使人产生强烈的饥饿感。但**通过控糖使血糖值稳定，就不会感觉特别饥饿。**

我之所以敢这么肯定，是因为我在 34 岁的时候就坚持了 3 个月的一日一餐，并没有感觉特别饿。

那为什么我没有坚持一日一餐，而改成了一日两餐呢？理由其实很简单：我觉得减少吃饭的次数，人生会失去很多乐趣。

吃是人生中的一大享受。和一日两餐相比，一日一餐就是把这种享受减少了整整一半。假如我从 34 岁活到 100 岁，将减少 2.4 万次享受的机会。

就算不摄入糖分，也还是有牛肉、猪肉、鸡肉、鱼贝类、螃蟹、大虾、豆腐、坚果等美味的食物。如果一日一餐，就失去了很多享受这些美味的机会，人生未免也太枯燥了。

我虽然因为个人的原因选择了一日两餐，但还是推荐一日一餐。**为了保持健康，一日三餐不如一日两餐，一日两餐不如一日一餐。**

如果一日一餐，最好只保留晚餐。

我们的身体会利用睡眠时间进行修复。如果不吃晚饭，那么用于修复身心的养分就会不足，所以选择一日一餐的话，最好选择吃晚餐。

晚餐摄入的蛋白质可以在我们睡眠的时候修复肌肉。对正在进行锻炼的人来说，有增肌的效果。

糖分摄入过多时避免一日两餐

一日三餐不如一日两餐，一日两餐不如一日一餐，是仅针对实行控糖饮食的人来说的。

大量摄入糖分的人如果再减少用餐次数，对健康反而有害。如果在饮食中摄入糖分过多，空腹时间太长会产生负面作用。

长时间空腹之后大量摄入糖分，会使降到最低的血糖值迅速上升。结果就会导致空腹时和就餐后的血糖值出现巨大的变化，给血管造成巨大的负担。

血糖值迅速上升之后，胰脏就会分泌大量的胰岛素来降低血糖。如果每次就餐后都重复这个状态，胰脏就会因过度疲惫导致胰岛素分泌功能降低。

由于人体内只有胰岛素能够降低血糖，所以如果胰脏功能降低的话，就会导致糖尿病。

总之，如果摄入的糖分过多，不管是一日三餐、一日两餐还是一日一餐，都对健康不利。

一日三餐导致的血糖值变化

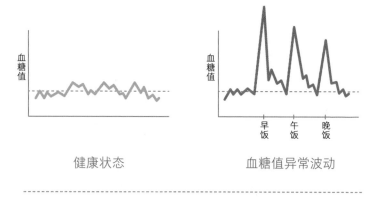

健康状态　　　　　　　　血糖值异常波动

食用米饭与烤肉后的血糖值变化比较

镰仓女子大学　成濑宇平医学博士　制作

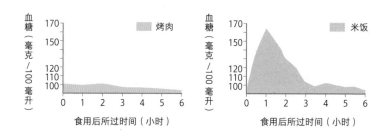

米饭会使血糖值迅速上升，如果一天中
多次摄入糖分，每次血糖值都会飙升

糖分过多是万病之源，还会导致身体氧化！

　　胰脏一直在分泌胰岛素（这被称为基础分泌）。基础分泌能够将血糖转变为能量供全身的细胞使用，所以是必不可少的。因自身免疫系统疾病导致胰脏分泌胰岛素的细胞坏死的1型糖尿病患者，如果不注射胰岛素的话基本活不过半年。

　　如果饮食中摄入的糖分过多，那么，为了将迅速上升的血糖降下来，胰脏会分泌出比平时多10～30倍的胰岛素。但如果体内有大量的内脏脂肪，会导致胰岛素的效果减弱，出现胰岛素抵抗，于是胰脏只能分泌更多的胰岛素，用量来弥补质的不足。这样一来，就会导致血液内总是存在大量胰岛素的高胰岛素血症。

　　胰岛素增加会使促进氧化的活性氧增加，因此，高胰岛素血症的患者，体内的氧化反应也更加频繁，而氧化是多种疾病的根源。

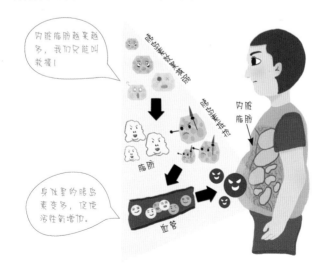

半日断食 + 控糖，儿童也健康

控糖饮食并不是什么史无前例的全新减肥法。稍微夸张点说，这是**"延续了近 700 万年历史，最符合人类生理法则的饮食法"**，是对我们来说最正确的饮食法。**这种饮食法不仅适用于大人，也同样适用于儿童。**

近年来，因为过量摄入糖分和运动不足，越来越多的儿童也出现了内脏脂肪型肥胖和糖尿病的问题。

控糖不仅可以预防和改善大人的肥胖和糖尿病，对儿童也同样有效。

上小学和中学的孩子，很难做到不吃午饭和控糖饮食。如果家长可以给孩子做便当带去学校，那倒是可以实现控糖。学校提供的配餐不可能不含糖。只能寄希望于今后有更多的学校注意到这一点吧。

在控糖的同时，儿童也应该一日两餐。最好是不吃早饭的一日两餐。

有人认为"儿童不吃早餐绝对不行"，理由是，有调查报告表明，不吃早餐的儿童（与吃早餐的儿童相比）成绩更差。但这个结论值得商榷。

这份报告一般会给出如下解释。

"大脑能量的来源只有糖分（葡萄糖），早饭通过米饭或面包充分摄取葡萄糖，大脑才能正常工作，取得好成绩。"

很多医生和营养师都对"为大脑提供能量的营养物质只有糖分（葡萄糖），控糖会影响大脑正常工作"的理论深信不疑，但**大脑的能量来源**

只有糖分（葡萄糖）这一认知明显是错误的。

大脑的神经细胞,除了以糖分为能量源之外,还可以从脂肪(脂肪酸)合成的酮体中获取能量。当人体开始限制糖分摄入后,酮体就会增加,为大脑提供充足的能量。

即便控糖,肝脏也能利用蛋白质(氨基酸)生成糖分(葡萄糖),使人体内的血糖值保持正常,这一过程被称为糖新生。

刚出生的婴儿就是通过酮体为大脑提供能量。

如果在控糖后感觉大脑反应力变差,可能是因为在控糖的同时也减少了热量的摄入,导致能量不足。

控糖会导致成绩下降的说法毫无科学根据。那份报告如果按照我的解释应该是这样:

不吃早餐的孩子,往往是因为晚上熬夜导致早晨起不来,或者家长不

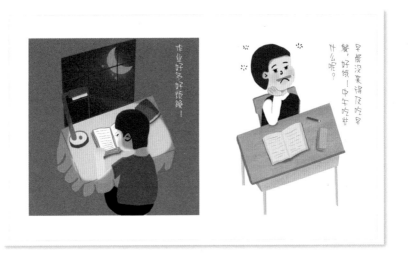

给准备早餐,家庭环境和生活习惯都很混乱,导致无法专心学习。而吃早餐的孩子则不管是家庭环境还是生活习惯都井然有序,能够保证充足的学习时间,所以成绩相对较好。

提高学习成绩的饮食术——控糖

关于儿童控糖的话题,我再多说几句。因为我觉得很多人会对儿童控糖持怀疑的态度。

为了打消大家的疑虑,让我们来看一看北九州补习班"三岛塾"的实际案例。

这个补习班的校长三岛学先生通过控糖战胜了糖尿病。根据自己的亲身体验,他开始帮助来参加补习的学生和家长控糖。

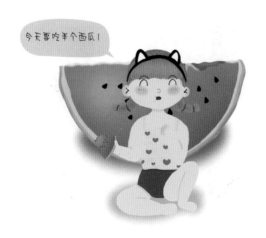

事情的起因是，补习班的学生们看到三岛控糖后惊人的变化，纷纷提出请求："请将您的控糖经验也传授给我们。"于是三岛建议学生们戒掉点心、果汁等甜品，也尽可能不吃米饭、面食等主食，和大人的控糖饮食一样。

同时，尽量多吃肉、鱼、鸡蛋、奶酪、黄油、蔬菜等含糖低的食物。

很多医生和营养师认为，对处于成长期的儿童来说，糖分是必不可少的物质。

但实际上，儿童成长必不可少的营养元素是体内很难产生的蛋白质、脂肪、维生素、矿物质以及膳食纤维。

虽然人体内也有一些细胞，比如输送氧气的红细胞，只能以糖分（葡萄糖）作为能量来源，但葡萄糖可以通过肝脏的糖新生作用产生，所以并不需要特意通过食物摄取（婴幼儿因为糖新生作用尚未完善，所以要靠母乳中含有的乳糖来补充）。

儿童通过控糖使血糖值稳定，还可以提高注意力和积极性，使其更专注于学习。反之，儿童如果摄入太多的糖分，会导致血糖值异常，其注意力和积极性也会下降。

现在越来越多的儿童患有注意缺陷多动障碍（ADHD），已经成为严重的教育问题。我认为，在被确诊为 ADHD 的儿童之中，因为糖分摄入过多导致血糖值异常波动而无法集中注意力的情况应该不少。

引入控糖饮食之后，三岛塾的学生们出现了以下变化：

- 上课不再打瞌睡，注意力提高，学习进展顺利。

- 偏差值提高，很多学生考上了重点大学和顶尖的学校。

- 过敏体质、特应性皮炎、畏寒等身体不适都得到了改善。

随着年龄的增长，儿童需要摄取的热量也在相应增加。因此，单纯的控糖可能会导致热量摄取不足。

这和已经过了成长期，所需热量逐年递减的大人有很大的不同。

对儿童来说，在控糖的同时，必须大量摄取蛋白质和脂肪，以保证成长所需的热量。

每日坚持的一日三餐饮食是危险饮食法

很多人从小就被灌输"一日三餐是有规律的健康饮食方式"的观念，所以认为一日三餐理所当然。但事实上，**没有任何证据表明一日三餐有益健康**。正如我在序章中说过的那样，**我坚持一日两餐已经 35 年，身体非常健康**。

关于这一点，回顾人类的历史就能明白。

人类的历史有近 700 万年，开始种植水稻、小麦等农作物是在 1 万年前，而在此之前的近 700 万年，人类一直以狩猎、捕鱼、采集为生。

试想一下，我们的祖先能够保证一日三餐吗？

捕获猎物时才能填饱肚子，没有猎物时就得忍饥挨饿。人类的历史，就是与饥饿战斗的历史。

人类在约1万年前开始农耕之后终于定居下来，能够储藏食物，按时吃到食物。可即便如此，当时的人类未必能做到一日三餐，因为没有那么充足的食物储备。

日本人在很长一段时间里都是一日两餐。**佐伯营养专业学校的星屋英治氏曾经说过，"至少一直到江户时代日本人都是一日两餐。即便在普遍认为过着奢侈生活的贵族社会之中，一日两餐也是普遍现象"。**

在后醍醐天皇撰写的记录宫中日常的《日中行事》中也有"朝之御膳在午时。……申时为夕之御膳"的记载。翻译成现代白话就是**"早饭中午吃，晚饭下午4点钟吃"**。

早晨起来先工作，到中午的时候吃早饭，接着继续工作，在日落前吃晚饭，然后睡觉——这就是最自然的生活节奏。

镰仓时代之后，有些武士为了补充战斗所需的能量开始一日三餐，但这属于例外情况。平民和贵族一直都是一日两餐。

17 世纪前根本没有一日三餐

据说平民开始一日三餐的契机，是江户时代的"明历大火"（1657年）。

为了修复被烧毁的江户城，江户幕府从全国各地召集了大量的工匠，从早到晚一刻不停地赶工。

这时仅凭早餐和晚餐无法维持体力的消耗，于是白天又增加一餐，一日三餐的习惯就这样逐渐传开了。

至于一日三餐的习惯在全国范围内确定下来的契机，是明治维新后的大规模征兵。因为军队提供一日三餐，"每天能吃到三次白米饭"，这对于贫穷农家的次子和三子来说有着非常大的吸引力。

1920 年日本国立营养研究所成立，佐伯矩博士出任第一任所长。

佐伯博士为了发展营养师制度，于 1924 年创立了"全世界第一所营养学校"，就是前文中提到的佐伯营养专业学校。日本提倡一日三餐，最早就是由佐伯博士在 1935 年提出的。

英国和法国等欧洲国家，在日本还处于战国时代的 15 ~ 16 世纪就开始从一日两餐转变为一日三餐了。

早餐在英语里叫"breakfast"，意思是这一天里的第一顿饭，打破了（break）断食（fast），后来演变成早餐的意思。

也就是说，早餐不一定非要早晨吃，或许欧洲人最早也和日本的贵族一样，早晨起来完成一项工作之后，到中午时分才开始吃"breakfast"。

不管怎样，日本和欧洲各国开始一日三餐的历史都非常短。

认为一日三餐是正确饮食习惯的主张，只不过是无视历史背景的毫无根据的想法。 了解了历史的真相，就能理解一日两餐根本就不是什么值得奇怪的事情。

饥饿的时候如果摄取含有糖分的食物,餐后的血糖值就会迅速升高。这种空腹血糖值和餐后血糖值相差巨大的状态被称为血糖值异常波动(医学上称为 Glucose spike)。

与一直处于高血糖状态相比,空腹至餐后这段时间的血糖值异常波动的状态对血管的损伤更大。 而且血糖值异常波动还会催生出有害的活性氧,活性氧会损伤血管壁,诱发动脉硬化。活性氧损伤体内细胞的氧化反应除了会诱发动脉硬化之外,还可能诱发癌症、认知功能障碍和衰老等。前文中提到过的 AGEs 也会促进氧化。

空腹和餐后血糖值差距较大的情况常见于糖尿病患者。但即便是**血糖值正常的健康人,如果摄入太多的糖分,也难以避免"轻度血糖值异常波动"带来的危害。** 因为即便是胰腺功能正常的健康人,吃一碗米饭的话也会摄入 60 克左右的糖分,餐后血糖值会在短时间内达到 160 毫克 / 分升。

过去认为餐后血糖值只要不超过 180 毫克 / 分升就没问题,但随着医学界认识到餐后高血糖的危害后,现在认为餐后 1 ~ 2 小时内的血糖值如果高于 160 毫克 / 分升就属于危险状态。

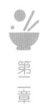

第二章

日常生活的控糖窍门

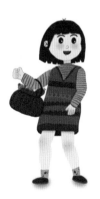

控糖是健康之本

控糖和不吃早餐的一日两餐饮食法，不但可以迅速减掉内脏脂肪，还能"百病不侵"。

控糖非常简单，只要不吃米饭、面食等主食以及甜点和饮料等含糖量较高的食物即可。

仅此而已。

在摄入后能转变为能量的三大营养元素——蛋白质、脂肪、糖之中，糖是现代日本人最主要的能量来源，占 60% 左右。因此在控糖的同时，必须大量摄入蛋白质和脂肪作为补充。

尽量少吃含糖量高的食物，多吃几乎不含糖的肉类、鱼贝类、蛋类、大豆制品、蔬菜、海藻类。

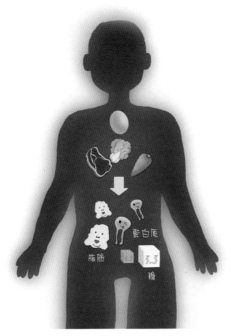

人体摄入肉类、鸡蛋、蔬菜等含糖量少的食物后，将产生蛋白质、脂肪。

通过主菜、配菜和可以润喉饱腹的汤摄入蛋白质、脂肪、维生素、矿物质以及膳食纤维等人体必需的营养元素和能量。

日本料理的基本模式是"米饭"加"三菜一汤"。所谓三菜一汤，就是一道主菜、两道配菜加一份汤。

但控糖饮食因为不吃米饭，只吃三菜一汤恐怕营养不够，导致人体缺乏足够的能量。**因此在"三菜一汤"的基础上，应该再加上一道菜，变成"四菜一汤"。比如"两道主菜，两道配菜"，或者"一道主菜，三道配菜"。**

"糖分"与"碳水化合物"有什么区别？

我们在学校里学过，三大营养元素（蛋白质、脂肪、糖）是我们身体能量的来源。（维生素和矿物质不能转变为能量，膳食纤维不能被小肠吸收，不过会被肠道菌群转换为少量能量。）

虽然人们经常把"糖分"和"碳水化合物"混为一谈，但实际上两者之间的关系通过下面的公式就能一目了然。

糖分 = 碳水化合物 – 膳食纤维

便利店和超市里卖的食品，包装袋上都有营养成分表，比如上面写着"碳水化合物 2.2 克""膳食纤维 0.4 克"，那么就意味着糖分 = 碳水化合物 2.2 克 – 膳食纤维 0.4 克 =1.8 克。

① 1千卡=4.2千焦

营养成分表

能量	29千卡①
蛋白质	0.4克
脂肪	2.2克
碳水化合物	2.2克
糖分	1.8克
膳食纤维	0.4克
食盐	0.002克

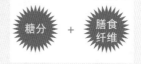

碳水化合物

能够使血糖值上升的只有"糖分"。蛋白质、脂肪、维生素、矿物质和膳食纤维都不会使血糖上升。

肠道菌群会以膳食纤维为食，产生出短链脂肪酸，从而形成少量的能量，但也不会导致血糖值升高。

导致内脏脂肪增加的原因并不是脂肪而是糖分，关于这一点我将在后文中做详细的说明。

摄入脂肪并不会使人变胖，摄入后会导致人变胖的是糖分。请一定牢记这一点。

餐桌常见的主食与薯类糖分含量高

美国糖尿病学会建议每天的糖分摄取量控制在 130 克以内，但日本的成年人一天平均摄取糖分为 240 克。

在日本，推广控糖疗法的高雄医院认为，最有效的控糖饮食法应该将糖分摄入控制在每天 30 ～ 60 克，但本书将这个限制稍微放宽，控制在每天 100 克左右即可。

控制米饭、面食等"主食"的摄取，是基本中的基本。因为大米和小麦等谷物含有大量淀粉，而淀粉本身就属于糖分。

日本人的糖分大多通过米饭、面食等淀粉食品摄入（摄入热量的40% 来自谷物），所以只要不吃主食，就可以迅速减少糖分的摄入，减掉内脏脂肪。

- 不吃含糖量较高的主食

用大米做的饭类：米粥、菜粥、年糕、炒饭、烩饭

用小麦和黑麦做的面包类：餐包、法式面包、硬面包圈、羊角面包

用小麦做的面食：乌冬面、拉面、素面、荞麦面、意大利面

- 少吃非主食类淀粉食品

薯类食物：土豆、地瓜、芋头、日本薯蓣

用薯类做的食物：土豆沙拉、土豆炖肉、干炸薯片、烤地瓜、拔丝地瓜、煮芋头

用薯类的淀粉制作的食物：淀粉、粉丝

- 很遗憾，甜点也请远离

甜味的点心（含有大量砂糖、果糖、葡萄糖）：日式甜点、西式甜点

用大米做成的不甜的或咸味的点心：煎饼、干年糕

以薯类和小麦粉、玉米为原料制作的零食：炸土豆片、谷物零食

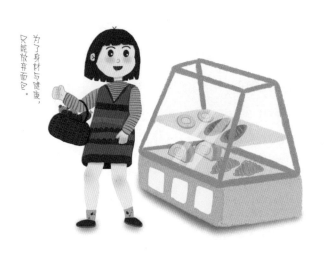

为了身材与健康，只能放弃面包。

- 小心那些看起来很健康的食品……

  水果干＝含有大量果糖！

  蜂蜜、黑糖、和三盆[1]＝除了砂糖之外没有别的

控糖不等于控热量

只要控制住了"糖分"，不管吃多少都不会胖，还能在很短的时间内瘦到标准体重。正如前文中提到的那样，我自从 17 年前开始控糖之后，短短半年时间就瘦了10千克，恢复到了和20多岁时一样的体重（标准体重），而且直到现在都没有变化。

一直以来被奉为最有效减肥手段的"控热量"，因为极端减少食物的摄取量，会导致严重的饥饿感。

因为必须忍受饥饿，所以很多人最多只坚持3～6个月就到了极限。而且只控制热量却不控制糖分的摄入就无法减少内脏脂肪，因此也不会降低患病的风险。更严重的是，体重在恢复饮食之后会出现反弹，甚至比节食之前更重。

与之相比，**控糖饮食法因为只限制糖分的摄入，而对摄入热量没有限制，所以吃多少都没有关系。**

---

[1]和三盆：一种原产日本香川县和德岛县等四国地区东部的黑糖。

糖也分为许多种类

碳水化合物

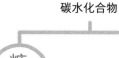

糖
转变为
能量

膳食纤维
不会转变为能量

糖分的种类和主要食物

快	单糖	糖分的最小单位（由一种糖组成，无法继续分解）在体内消化吸收的速度极快	葡萄糖	谷物、根菜类、水果等
			果糖	水果、蜂蜜等
			半乳糖	牛奶、酸奶、番茄、母乳等
体内吸收	双糖	由两个单糖组合而成	蔗糖	砂糖、甘蔗、甜菜等
			乳糖	牛奶、酸奶、母乳等
			麦芽糖	麦芽、地瓜、饴糖等
	多糖	由三个以上单糖组合而成，负责储存能量	低聚糖	味噌、酱油、日本酒等
			淀粉	谷物、薯类、豆类等
慢			糖原	贝类、虾、肝脏等

那些认为"控糖导致头晕"或者"控糖太辛苦坚持不下来"的人，大多是在控糖的同时也减少了热量的摄入。

控糖并不用控盐。控糖的同时还控盐的话，会使人感觉疲惫和倦怠，这一点必须注意。

如果为了减肥而控制热量的摄入量，会导致肌肉和骨量减少，是非常危险的。

我们的身体会保证"摄取热量"与"消耗热量"的平衡，所以如果摄取的热量减少，身体会自动降低基础代谢，从而减少热量的消耗。

基础代谢指的是人体处于安静状态时，用于维持体温、内脏和大脑功能所消耗的能量，占人体全部能量消耗的60% ~ 70%。

在基础代谢之中，大约有18%是由肌肉消耗的。如果减少热量的摄取量，人体就会进入"节能模式"，通过减少肌肉来保持摄取与消耗的平衡。

在肌肉减少的过程中，骨量也会随之减少（有出现骨质疏松症的危险），因此限制热量的摄取不仅没有减脂效果，反而还很危险。

身体进入"节能模式"后，一旦不再限制热量的摄取，就会出现反弹。因为基础代谢降低了，而摄取的热量却增加了，当然会引发肥胖。

从这一点上来说，控糖而不控制热量的摄入，就不会出现肌肉减少、基础代谢下降、骨质疏松以及体重反弹等问题。

身体每日活动量决定食物摄取量

采取控糖饮食法的时候,对热量的摄取量不必太过在意。基本的标准可以参考厚生劳动省《日本人饮食摄取基准(2015年版)》的"推测能量需求量"。所谓推测能量需求量,指的是一个人应该通过食物摄取的热量。

人体所需的热量如下页表所示,根据"身体活动水平"(日常活动量)分为三个等级:

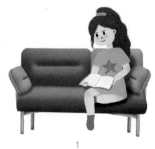

身体活动水平1(低)=

大部分时间都在坐着和躺着的人

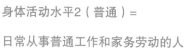

身体活动水平2(普通)=

日常从事普通工作和家务劳动的人

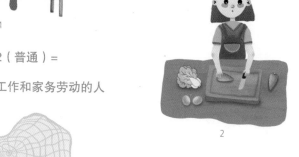

身体活动水平3(高)=

从事农业、渔业等体力劳动的人和运动员

80% 的人都不必在意热量的摄取量，只需要控糖就可以减少内脏脂肪，剩下 20% 的人稍微需要控制一下热量的摄入。

需要控制热量摄入量的人中，50% 的人基础代谢异常低，多数是女性。她们因为曾经控制过热量的摄入，经历过反复节食和体重反弹，导致肌肉量非常少，基础代谢也很低。这样的人，每日摄取的热量应该再减少100 ~ 200 千卡。

还有 50% 的人属于非常能吃的那一类，是那种听说含糖量低的坚果可以吃，于是就连续吃上两三袋的人。

虽说只要控糖就可以随便吃，但也不能吃得过量。身体活动水平低的人，最好不要摄入太多的热量。

推测能量需求量（千卡 / 日）

性别	男性			女性		
身体活动水平	1（低）	2（普通）	3（高）	1（低）	2（普通）	3（高）
18 ~ 29岁	2300	2650	3050	1650	1950	2200
30 ~ 49岁	2300	2650	3050	1750	2000	2300
50 ~ 69岁	2100	2450	2800	1650	1900	2200
70岁及以上	1850	2200	2500	1500	1750	2000

蛋白质有助于健康减重

虽然同为三大营养元素，但蛋白质和脂肪与糖分不同，两者是"必须"通过食物摄取的营养元素（糖分不是必须通过食物才能摄取，详见第五章）。

蛋白质可以通过肉类、鱼贝类、鸡蛋、大豆和大豆制品等摄取，而脂肪可以通过黄油、橄榄油等摄取。

蛋白质不但是构成肌肉、骨骼、皮肤、血管等全身组织的营养元素，也是组成与代谢相关的酶以及与免疫相关的抗体的要素。

蛋白质由 20 种氨基酸结合而成，数量多达 50 个以上。其中有 9 种是人体无法自己生成，必须通过食物摄取的氨基酸（称为必需氨基酸）。这些必不可少的氨基酸大多存在于肉类、鱼贝类、鸡蛋、大豆和大豆制品之中。而**这些蛋白质来源，几乎都不含糖**。

限制热量摄取量的话，就要和牛排、烤肉、炸鸡块、猪肉生姜烧等美食说拜拜了，但控糖就不用那么痛苦。

而且含有大量蛋白质和脂肪的食物吃了很有满足感，也不容易饿，所以控糖饮食法很容易坚持。

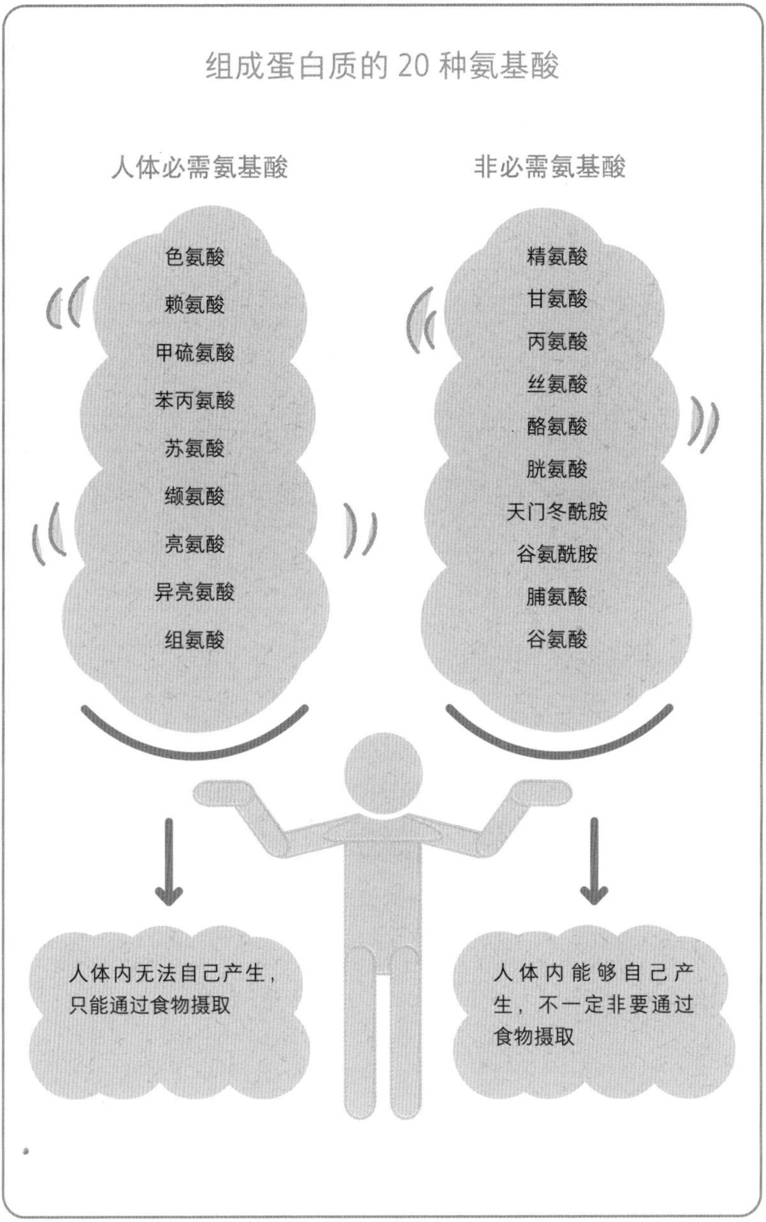

组成蛋白质的 20 种氨基酸

人体必需氨基酸

色氨酸
赖氨酸
甲硫氨酸
苯丙氨酸
苏氨酸
缬氨酸
亮氨酸
异亮氨酸
组氨酸

非必需氨基酸

精氨酸
甘氨酸
丙氨酸
丝氨酸
酪氨酸
胱氨酸
天门冬酰胺
谷氨酰胺
脯氨酸
谷氨酸

人体内无法自己产生，只能通过食物摄取

人体内能够自己产生，不一定非要通过食物摄取

- 大豆和大豆制品（与鱼贝类和肉类相比含有少量糖分，但可接受）

  木棉豆腐半块（200 克）= 糖分 2.4 克

  纳豆一盒（50 克）= 糖分 2.7 克

- 大豆以外的豆类（含糖量较高，尽量不吃或少吃）

  煮鹰嘴豆 12 克 = 糖分 1.9 克

  煮菜豆 20 克 = 糖分 2.3 克

  煮豌豆 15 克 = 糖分 2.6 克

  大豆为原料制作的"豆浆"含有少量糖分，一天最多喝一杯（200 毫升）。

- 牛奶、乳制品（"奶酪"几乎不含糖，是非常优质的蛋白质来源）

  天然奶酪 20 克 = 糖分 0.2 克

  再制奶酪 20 克 = 糖分 0.3 克

  牛奶 210 克 = 糖分 10.1 克

牛奶中不但含有人体必需的氨基酸，还含有丰富的钙，但一杯牛奶（200 毫升）中含有 10 克左右的糖分。所以每天牛奶的摄入量最好控制在半杯（100 毫升）之内。

在便利店和超市中可以买到普通牛奶和低脂牛奶。乍看起来低脂牛奶好像更加健康，但实际上它的含糖量比普通牛奶更高。

而且与欧美人相比，日本人体内分解乳糖的酶更少，很多人在喝了牛奶之后都会出现乳糖不耐受的问题。

无糖酸奶 100 克 = 糖分 5 克

酸奶中含有乳酸菌等有益菌，能够改善肠道环境，帮助消除内脏脂肪。但即便是无糖型酸奶每 100 克的含糖量也有 5 克，一盒 400 克的酸奶就含糖 20 克。所以每餐最好将酸奶的摄取量控制在 100 克左右。

摄入脂肪并不会发胖

脂肪是构成包覆着全身 37 万亿个细胞的细胞膜和肾上腺分泌的类固醇激素的重要原料。

因为人体无法自己生成脂肪中的 α−亚麻酸，所以它是必须通过食物摄取的脂肪酸（色拉油和加工食品中含有的亚油酸虽然也是人体必需脂肪酸，但过量摄取反而对身体有害）。

经常出现在保健食品广告中的 EPA（二十碳五烯酸）和 DHA（二十二碳六烯酸）虽然可以由人体内的 α−亚麻酸转化生成，但生成的量远不能满足人体所需，也需要通过食物摄取。

富含 α−亚麻酸的食物有紫苏油、亚麻籽油，富含 EPA 和 DHA 的食物有沙丁鱼、鲐鱼、竹荚鱼、秋刀鱼和金枪鱼等。

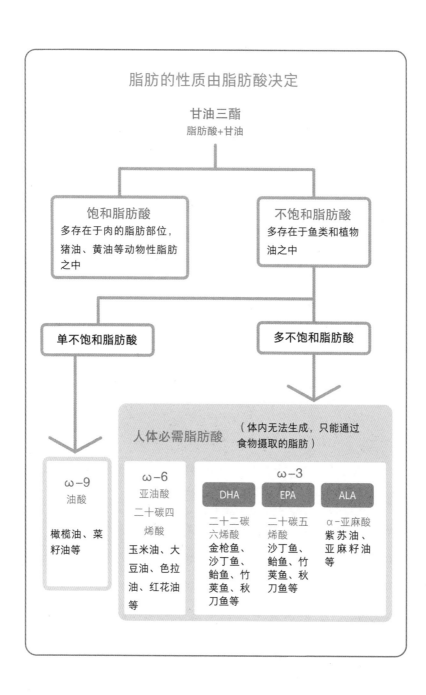

脂肪的性质由脂肪酸决定

甘油三酯
脂肪酸+甘油

饱和脂肪酸
多存在于肉的脂肪部位，
猪油、黄油等动物性脂肪
之中

不饱和脂肪酸
多存在于鱼类和植物
油之中

单不饱和脂肪酸

多不饱和脂肪酸

人体必需脂肪酸　（体内无法生成，只能通过
食物摄取的脂肪）

ω-9
油酸

橄榄油、菜
籽油等

ω-6
亚油酸
二十碳四
烯酸
玉米油、大
豆油、色拉
油、红花油
等

ω-3

DHA

EPA

ALA

二十二碳
六烯酸
金枪鱼、
沙丁鱼、
鲐鱼、竹
荚鱼、秋
刀鱼等

二十碳五
烯酸
沙丁鱼、
鲐鱼、竹
荚鱼、秋
刀鱼等

α-亚麻酸
紫苏油、
亚麻籽油
等

植物油的含糖量虽然为零，但为了避免摄入过多的亚油酸，应该尽量少食用色拉油，而食用紫苏油和橄榄油（未精制的特级初榨橄榄油）。

富含大量脂肪的蛋黄酱和黄油，因为热量高，所以经常被限制热量的饮食法敬而远之，而控糖饮食法则完全不必对这两种食物有所顾虑。

蛋黄酱的主要成分是食用油、鸡蛋和醋，日本的蛋黄酱一般只用蛋黄制作，一大勺（15毫升）的含糖量只有0.2克，完全可以放心地搭配蔬菜沙拉食用。

还有一种低热量的蛋黄酱，说是减少80%的热量，但含糖量很高，建议大家还是选择普通类型的蛋黄酱。

黄油是用牛奶加工出来的一种固态油脂。

虽然分为含有食盐的"咸味黄油"和不含食盐的"无盐黄油"，但这两种都不含糖，大家可以根据自己的喜好选用。

曾经有人认为"与动物性的黄油相比，植物性的人造黄油更加健康"，但人造黄油中含有反式脂肪酸这种人工制造的有害脂肪，应该尽量少食用。

一日两餐这样吃，健康又瘦身

接下来我将以自己亲身实践的饮食法"控糖×一日两餐（不吃早餐）"为基础，为大家介绍具体的饮食法（早晨须喝一杯水补充水分）。

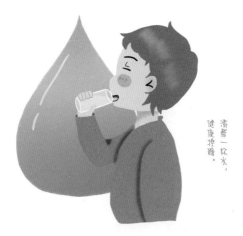

清晨一饮水，
健康控糖。

【午餐和晚餐都控糖】

一日两餐不吃米饭、面食之类的主食，除此之外含糖量较高的食品也一概不吃。这种方法对减掉内脏脂肪和治疗糖尿病都非常有效，也是我最推荐的方法。每餐的糖分摄取量控制在10～20克。我自己从2002年到现在已经坚持了17年。

【只有晚餐控糖】

只有晚餐控糖（糖分摄取量控制在10～20克）。午餐糖分的摄取量在50～60克：米饭可以吃"一小碗"（含糖约44克），一包八片的面包可以吃"两片"（含糖约40克），荞麦面可以吃"一份"（干面 70 克含糖约 44 克）。

之所以选择晚餐控糖，是因为晚餐后的活动量比白天要少。

血糖大多被肌肉吸收，使血糖值下降，但晚餐后肌肉运动比较少，多数人都直接睡觉了。因此，多余的血糖就会变成内脏脂肪积累起来。

【午餐和晚餐都不控糖】

一日两餐的糖分摄取量都在 50 ～ 60 克。每餐米饭可以吃"一小碗"（含糖约 44 克），一包八片的面包可以吃"两片"（含糖约 40 克），荞麦面可以吃"一份"（干面 70 克含糖约 44 克）。

在三种方法中，这种对糖分的限制最小，因此减少内脏脂肪的效果也不明显。要想切实地取得效果，建议选择前两种方法。

如果一定要吃主食的话，建议选择糙米、黑米、红米、全麦粉面包、全麦粉面条或纯荞麦面等深色的主食。因为这些食物的精加工度较低，含有更多的膳食纤维，能够在一定程度上减缓血糖值的上升。

白米饭、餐包、乌冬面等精加工度较高的主食因为去除了膳食纤维，所以很容易被身体吸收，食用后血糖值会迅速上升。

一日三餐的控糖饮食规划

在日本最早提出控糖疗法的高雄医院建议的控糖饮食法分为三种级别，下面以一日三餐为例稍作介绍。

● 超级控糖

一日三餐都不吃米饭和面食等主食，也不吃含糖量较高的食品。每餐摄入的糖分控制在 10 ~ 20 克，一天摄入的糖分控制在 30 ~ 60 克。

● 标准控糖

早餐、午餐任选其一不控糖（控糖时每餐摄入的糖分控制在 10 ~ 20 克）。也就是说，一天中只有一餐糖分的摄入量在 50 ~ 60 克。全天摄入

控糖饮食法的营养平衡

级别	糖分	脂肪	蛋白质
超级控糖	约12%	约56%	约32%
标准控糖	约30%	约45%	约25%
轻度控糖	约41%	约38%	约21%

的糖分控制在 70 ～ 100 克。

● 轻度控糖

一日三餐中只有晚餐控糖。早餐和午餐每餐糖分的摄入量都在 50 ～ 60 克，一天摄入的糖分控制在 110 ～ 130 克。

在三个级别中，这种对糖分的限制最小。因此若想切实地取得效果，建议选择超级控糖和标准控糖。

配菜及零食选择少糖的

因为采取了控糖饮食法，所以除了肉和鱼之外，还要尽量多摄取蔬菜、海藻等配菜。

蔬菜的含糖量都很低，而且富含维生素、矿物质、膳食纤维、植物营养素等对人体有益的营养元素。其中，植物营养素是具有抗氧化作用的有益植物性成分的总称。

厚生劳动省建议每天摄取 350 克以上的蔬菜。

含糖量较少的蔬菜：

·卷心菜、白菜、菠菜、小松菜、羽衣甘蓝、莫洛海芽等叶类蔬菜。

·花茎甘蓝、番茄、青椒、彩椒等。

含糖量较多的蔬菜：

· 莲藕、胡萝卜、百合等根茎类蔬菜。

· 南瓜、蚕豆。

这些最好不要吃太多。

海藻类和蘑菇类都含有丰富的维生素、矿物质、膳食纤维，含糖量极低。**唯一例外的只有海带，100 克干海带大约含有 30 克的糖分。**

涮火锅的时候用海带高汤没什么问题，但像海带卷、腌海带之类的食物就尽量少吃。除此之外，还需要特别注意的就是水果。

水果常给人健康食品的印象，但其实除了牛油果之外，所有的水果都含有大量的糖分。

水果作为零食，一天可以吃两次，1/4 个苹果，1/2 个橘子，1/2 个猕猴桃，5 颗草莓，是比较合适的每日的摄取量。

小心"意外摄取"的糖分！

有的人虽然严格控糖，却"总是瘦不下来""肚子还是很鼓"。这样的人其实是在无意识中摄取了大量的糖分。

绝大多数的"意外摄取"，都是被以下这些健康谎言欺骗所导致的：

· 普通的荞麦面含糖量很高,纯荞麦面没事。

· 咸味煎饼和米饼的含糖量少。

· 不能吃砂糖,但黑糖和蜂蜜可以吃。

· 用土豆淀粉做的粉丝含糖量很高,用绿豆做的粉丝就没问题。

这些都是错误的观点,每一个都会导致糖分的过量摄取。

荞麦面的原料是荞麦粉,和乌冬面的原料小麦粉一样,主要成分都是淀粉。

不管是小麦粉二成加荞麦粉八成的二八荞麦面还是纯荞麦面,糖分的含量都差不多。食用纯荞麦面一样会引发餐后高血糖,导致内脏脂肪堆积。

"荞麦面口感清爽,肯定含糖量不高"的观点是毫无根据的。

人们都知道甜味的点心含糖量高,却认为咸味的点心含糖量少。但实际上不管什么味道的点心,都是以大米为原料的淀粉食品,含有大量的糖分。

黑糖、蜂蜜、和三盆、枫糖浆等所谓的健康甜味料,其真实身份就是糖。这些都会导致餐后高血糖和内脏脂肪堆积。

很多人都误以为绿豆粉丝是含糖量较少的健康食品,但实际上,绿豆的主要成分也是淀粉。不管是土豆粉丝还是绿豆粉丝,都是含糖量较高的食品。

此外，还有很多"意外摄取"是掉入了加工食品的陷阱。

比如鱼类几乎不含糖，但以鱼肉为原料制作的鱼肉肠、鱼卷、鱼糕中，使用了大量的"淀粉"和"砂糖"作为黏合剂。

另外，蒲烧秋刀鱼、酱焖鲔鱼等罐头之中也含有大量的砂糖。

最后一个"意外摄取"的陷阱就是调味料。

即便使用肉类、鱼类、叶类蔬菜等含糖量很少的食材，但只要在料理过程中加入砂糖、甜料酒、沙司、甜味噌等含糖量较多的调味料，也会使糖分的摄取超标。

避开 100% 果汁和 100% 蔬菜汁的糖分陷阱

接下来看一看含有大量糖分的"饮料"。

饮料中的糖分都已溶解于水中，所以更容易被人体吸收，从而导致血糖值迅速升高，更值得引起人们的注意。

在可乐等碳酸饮料和果汁中，"砂糖"与"果糖"的平均浓度为 10%。一瓶 500 毫升的饮料，含有大约 50 克的糖分，相当于 10颗方糖。

即便是被视为健康饮品的运动型饮料，其中也含有大量的糖分。一口气喝太多的话非常危险。

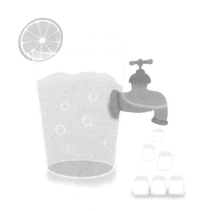

100% 果汁=10 颗方糖

"100% 果汁"和"100% 果蔬混合汁"自不必说，就连"100% 蔬菜汁"也含有大量糖分，尽量少喝为宜。

果糖比葡萄糖更容易糖化，更容易产生 AGEs，所以要特别注意。

牛奶和豆浆里也含有糖分。如果每天都喝拿铁咖啡和豆奶拿铁，也会导致糖分摄取过量。

此外，与"低脂牛奶"和"调味豆浆"相比，"普通牛奶"和"无调味豆浆"的含糖量更低。

那么，应该选择哪些饮料呢？矿泉水、番茶、大麦茶、焙茶等不含糖的饮料，以及不加糖的黑咖啡和红茶都是不错的选择。

常饮的酒里糖分含量也出人意料

可以喝酒，但要有选择地喝。

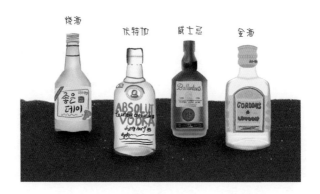

像啤酒和日本酒之类的酿造酒不能喝，因为这些酒里含有大量的糖分。一扎啤酒含有糖分 15 克，一合[1] 日本酒含糖 8 克。

俗称"啤酒肚"的内脏脂肪型肥胖，就是因为过量摄入了啤酒中含有的糖分导致的。

不过酿造酒中的"辛口葡萄酒"是个例外。不管是红葡萄酒还是白葡萄酒，一杯中所含的糖分只有不到 1 克，所以佐餐时喝上一两杯没有问题。

此外，烧酒、威士忌、金酒、朗姆酒、伏特加等蒸馏酒都可以喝。这些酒的含糖量基本为零（金酒和朗姆酒每 100 毫升的含糖量为 0.1 克，所以只要不酗酒就没关系）。

---

[1] 一合约为 180 毫升。

近年来,随着控糖观念的普及,出现了许多不含糖的啤酒饮料和日本酒,这些虽然属于酿造酒但也可以喝。反之,喝蒸馏酒的时候如果兑入含糖量较多的果汁、奎宁水也不行。想调酒的话,最好用不含糖的苏打水和矿泉水。

我在开始控糖之前、患有代谢综合征的时期,每天一边吃糙米鱼菜一边喝啤酒和日本酒。这种饮食习惯下我摄取的糖分,最后都变成内脏脂肪堆积了下来。

在我开始控糖之后,就改喝不含糖的发泡酒和兑水的烧酒了,每晚都能愉快地小酌几杯。

糖分控制的 10 条饮食规则

前面介绍的饮食法,总结成 10 条规则如下:

1. 减少糖分摄取。每餐的摄取量控制在 20 克以下。

2. 控糖的同时要多摄取蛋白质和脂肪。

3. 不得不吃主食（米饭、面食）的时候尽量少吃。

4. 可以喝水、茶等不含糖的饮料。果汁、甜味碳酸饮料不能喝。

5. 可以吃含糖量较少的蔬菜、海藻。水果尽量不吃。

6. 积极摄取橄榄油、鱼油（EPA、DHA），减少摄取亚油酸。

7. 蛋黄酱（无糖）和黄油都可以吃。

8. 喝酒尽量喝蒸馏酒（烧酒、威士忌等）和无糖发泡酒。辛口葡萄酒可以适量饮用。酿造酒（啤酒、日本酒等）不要喝。

9. 零食最好以奶酪和坚果为主，适量摄取。点心和水果干之类的不能吃。

10. 尽量选择不含化学添加剂的安全食品。

即便是体检时血糖值正常的人，也可能出现血糖值异常波动的状况。但因为体检时并不测量餐后血糖值，所以很多人都觉察不到。

体检时测量的是空腹血糖值和反映过去两个月间血糖平均值的糖化血红蛋白（HbA1c）值。

虽然空腹血糖值低于 110 毫克 / 分升，HbA1c 低于 6.5 就属于正常，但如果餐后血糖值迅速上升，又迅速恢复到正常值，就可能出现血糖值异常波动的危险。平时血糖值较低，餐后血糖值迅速升高的人甚至更加危险。这样的人通常 HbAlc 比较低。据说"现在可能有超过 1400 万日本人存在血糖值异常波动的情况"。

糖尿病体质的人，即便吃未经深加工的谷物也可能很危险。我在 17 年前还没有开始控糖的时候，坚持"糙米鱼菜"饮食法，在医院吃糙米，在家吃胚芽米，但餐后 1 小时血糖值竟然高达 250 毫克 / 分升（餐后 2 小时超过 200 毫克 / 分升就是糖尿病）。于是第二天我在家也改吃糙米，即便如此餐后 1 小时的血糖值仍然高达 228 毫克 / 分升。

虽然最近比较流行用餐时先吃富含膳食纤维的蔬菜以减缓血糖值上升速度的"蔬菜优先饮食法"，但对胰岛素分泌能力相对较差的日本人来说，效果并不明显。

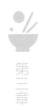

第三章

改变饮食，
清除内脏堆积的脂肪

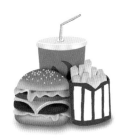

日本料理选热量低的

在本章，我主要为大家介绍在外面吃饭时的控糖技巧。首先介绍的是我中午时常去的套餐店。

在日本料理店中，除了米饭之外，很多菜品里也含有大量的糖分。为了下饭，菜品中会添加大量砂糖和甜料酒等调味料，特别是煮菜和照烧中的含糖量更高。

在点菜的时候先说明"自己正在控糖"，可以不要米饭或者只要半份米饭。近年来，控糖的观念已经得到普及，所以这种要求应该能够得到店家的理解。

日本料理店里盖饭居多，一份盖饭含有 100 克左右的糖分。如果一定要点盖饭的话，可以要求店家将米饭的量减少到三分之一。

如果能选择含有更多膳食纤维的"糙米"和"五谷米"那就更好了。

喜欢吃鱼的人推荐低糖的烤鱼套餐和生鱼片套餐。**甜味噌煮、照烧、**

蒲烧、西京烧的料理都含有大量糖分，尽量别点。

喜欢吃肉的人推荐猪肉生姜烧、肉豆腐、炸鸡块、火锅等含糖量较低的套餐。猪肉生姜烧里面虽然放了砂糖、甜料酒和土豆淀粉，但用量很少，所以不必担心。

土豆炖肉、筑前煮、寿喜锅等都含有大量糖分，尽量别点。

因为不吃米饭或者只吃半份米饭，为了补充热量，可以再点一些冷豆腐、纳豆、温泉蛋、拌凉菜等小菜。

如果主菜选择了生鱼片等热量非常低的食物，最好再多点一份肉豆腐或者炸鸡块之类的菜来补充热量。

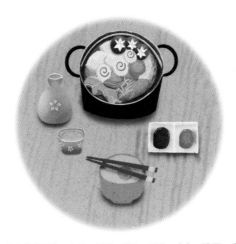

寿喜烧（豆腐、鱼板、香菇、萝卜、粉丝、肉），清酒，鸡蛋

西餐饮食少油炸

接下来是在西餐店吃饭的情况。

西餐套餐里也会搭配米饭或面包，可以和在日料店时一样，先说明"自己正在控糖"，然后不要主食或者只要半份主食。

主菜建议选择牛肉、猪肉、鸡肉等排餐或烧烤（前面提到的猪肉生姜烧也可以吃）。

牛肉饼里面大多用面包粉等淀粉材料做增稠剂，每份牛肉饼含糖量大约为 15 克。如果是不添加增稠剂的牛肉饼则含糖量为零，可以放心食用。

最需要注意的是裹着厚厚的小麦粉和面包粉的油炸食品（前文中提到的炸鸡块是裹土豆淀粉炸的，只要不吃太多就没问题）。特别是炸土豆饼和裹小麦粉炸的奶油蟹肉可乐饼都含有大量糖分。

油炸食品中含糖量较少的有炸肉饼、炸牛排、炸鸡、炸虾（如果外面裹的壳太厚，可以剥开只吃里面）等。

经常和这些主菜搭配在一起的炸薯条和土豆泥含有大量淀粉，最好不要吃。如果事先知道都有哪些配菜的话，可以在点菜时告诉店家"我在控糖"，让店家不要添加这些配菜。

因为减少了配菜，所以最好再点一份蔬菜沙拉避免蔬菜不足。如果主菜点了烤鸡肉之类热量很低的食物，就再点一份炸鸡或者炸虾。

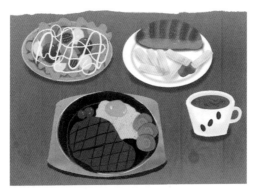

半份主食、炸薯条、牛排、蔬菜沙拉、无糖咖啡、鸡蛋

除此之外，用小麦粉勾芡的奶油炖菜、炖牛肉、炖牛舌、焗菜、焗饭等因为含有大量糖分，最好不要点。咖喱饭、蛋包饭、盖浇饭等米饭主食，以及各种意大利面等面食也都不能吃。

汉堡搭配沙拉更好

如果想快点解决午餐问题，汉堡店和牛肉饭饭馆之类的快餐店也是不错的选择。

汉堡店在午餐时间段最受欢迎的是汉堡包、炸薯条和可乐的套餐。虽然套餐的价格比单点更便宜，但这三个加起来的含糖量远超100克。这样一来就肯定会导致餐后高血糖和内脏脂肪堆积。

所以，**我推荐用炸鸡和鸡块代替汉堡。2块炸鸡的含糖量为 16 ～**

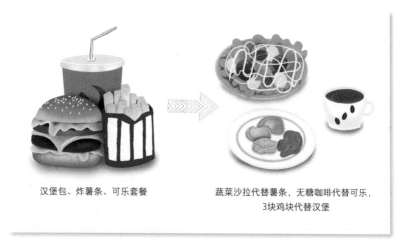

汉堡包、炸薯条、可乐套餐

蔬菜沙拉代替薯条，无糖咖啡代替可乐，
3块鸡块代替汉堡

17克，5个鸡块的含糖量为10 ~ 13克。这样就能摄取足够的蛋白质
和脂肪。

薯条的替代品我推荐蔬菜沙拉和卷心菜沙拉，这样可以补充维生素、
矿物质和膳食纤维。

可乐则可以用咖啡或红茶代替，当然不能加糖。如果实在想喝可乐
的话，可以选择无糖可乐。

蔬菜汁和水果汁中都含有大量的糖分，也不能喝。

随着控糖观念的普及，"摩斯汉堡"推出了一种用大量生菜代替面
包的汉堡。

"摩斯蔬菜汉堡"含糖9.6克，"摩斯蔬菜照烧鸡肉汉堡"含糖7.0克，
"摩斯蔬菜鱼肉汉堡"含糖12.0克。在控糖时也可以吃这些汉堡。

牛肉饭可以去掉米饭

再来看看牛肉饭饭馆。虽然单单一个小份牛肉饭的含糖量就超过 90 克,但最近牛肉饭饭馆除了牛肉饭之外又增加了许多菜品,所以控糖也不是不可能的。

基本的方法就是不吃米饭,在"三菜一汤"中再追加一道菜变成"四菜一汤":汤 + 两道主菜 + 两道配菜,或者汤 + 一道主菜 + 三道配菜。

主菜可以选择只要牛肉饭(或猪肉饭)上的牛肉(或猪肉)和洋葱(有些餐馆会将这些单列为配菜售卖),以摄取蛋白质与脂肪,将糖分控制在 9 ~ 10 克。

为了避免出现热量摄取不足的情况,可以点大份的,也可以牛肉、猪肉各点一份。配菜可以选择蔬菜沙拉,但土豆沙拉和牛蒡沙拉含糖量较高,建议不要点。

牛肉饭连锁店的蔬菜沙拉分量很小,可以点两份,或者加一份咸菜来补充蔬菜的摄取量。冷豆腐、鸡蛋(生鸡蛋、溏心蛋、煮鸡蛋等)和主菜一样,都是优质蛋白质和脂肪的来源。汤可以选择加了裙带菜的简单味噌汤。猪肉汤里面有很多芋头之类的根茎类食材,含糖量很高,尽量不要吃。

我常去的牛肉饭连锁店食其家的"牛肉豆腐"用豆腐代替米饭,一小份的含糖量在 20 克以下。

自助餐可以实现轻松控糖

自助餐非常适合控糖。不含糖的料理可以放心大胆地吃，稍微含有一些糖分的料理也可以自己调节食用量。

虽然本书推荐不吃早餐的一日两餐，但出门在外的时候，如果宾馆有自助早餐，可以选择煮鸡蛋、牛奶黄油炒蛋、煎蛋卷等鸡蛋料理，鲑鱼、鲐鱼等烤鱼以及火腿、香肠等作为主菜。

午餐和晚餐可以选择烤肉、烤鸡、腌鱼等作为主菜。一块炸鸡（30克）的含糖量大约在 1.5 克，所以吃三四块是没问题的。

配菜可以选择蔬菜沙拉或烤蔬菜、冷豆腐、拌凉菜、炒蘑菇、腌菜等。自助沙拉可以多选一些叶类蔬菜、番茄和花茎甘蓝等，尽量不要选择含糖量较高的根茎类菜。用来拌沙拉的调味料可以选择含糖量较少的法式沙拉调味汁和千岛酱汁。

限制热量的饮食法常常会推荐低热量的无油调味汁，但无油调味汁一般含糖量都很高。如果有的选，可以选择"蛋黄酱"和"橄榄油"。

饮料则推荐无糖咖啡和红茶，也可以往里面加 10 毫升的牛奶。如果有无糖可乐的话也可以。水果汁、蔬菜汁，以及拿铁咖啡、欧蕾咖啡等含大量牛奶的饮料，因为含糖量较高都不能喝。

家庭餐厅不点米饭和面食

家庭餐厅因为菜品很多,所以很适合控糖。

点餐时的基本原则是:不要点带米饭和面食等主食的套餐,只点含糖量较低的菜品。当然,咖喱饭、蛋包饭等米饭类,以及意大利面和乌冬面等面食都不能点。

家庭餐厅有很丰富的肉类料理。主菜可以选择简单烤制的鸡肉、牛肉、猪肉等排餐或者烧烤,但搭配的炸薯条和土豆泥、玉米等含有大量的糖分,不能吃。

家庭餐厅中的炸猪排和油炸拼盘等油炸食品,常常会裹着一层厚厚的面包屑,含糖量很高,所以尽量不要点。

鱼肉料理中如果有鲉鱼之类的烤鱼,可以放心地点。味噌煮、西京烧之类含糖量高的料理就别点了。

因为鱼肉料理的热量含量较少,为了保证充足的摄取量,可以选择"肉料理 + 鱼料理"的两道主菜。

选好主菜之后可以再点一些蔬菜沙拉和汤。

因为不吃米饭、面食等主食,为了避免热量摄取不足,可以选择由牛油果、火腿、豆腐、虾等低糖分的食材制作的沙拉。

另外在"JONATHAN"可以将套餐里的米饭免费换成"嫩豆腐"。

汤可以选择味噌汤、裙带菜汤、鸡蛋汤、法式清汤等。家庭餐厅里的意大利杂菜汤、洋葱奶汁汤、蛤蜊浓汤、法式玉米浓汤等都含有大量的糖分，建议不要点。

沙拉尽量以叶类蔬菜、番茄和花茎甘蓝等低糖分的蔬菜为主，调味汁也选择含糖量较少的，或者用蛋黄酱和橄榄油。

饮料请选择无糖咖啡或红茶。

便利店快餐也可以健康

便利店的快餐便当曾经是不健康食品的代名词，但现在已经逐渐向健康食品转变。

虽然便利店的盖饭和面食因为含有太多糖分不能吃，但合理选择快餐家常菜也能实现控糖。

在便利店也能搭配出"四菜一汤"：汤＋两道主菜＋两道配菜或者汤＋一道主菜＋三道配菜。

主菜建议选择盐烤鲑鱼、鲐鱼、远东多线鱼。烤鱼的含糖量几乎为零，同时含有丰富的蛋白质和脂肪。我再强调一遍，西京烧、味噌煮、干烧等料理含糖量较高，一定不要吃。

肉类可以选择使用猪里脊肉的生姜烧和炭火烤鸡，这些都是低糖、高蛋白质和脂肪的食物。收银台旁边熟食区的鸡肉串也可以选择（但注意不要点含糖量较高的酱汁串，应该点含糖量较少的盐烧串）。

同样，在熟食区的**土豆饼、炸鸡等含糖量较高的食物要敬而远之（便利店里的炸鸡都裹着厚厚的一层面糊，含糖量较高）**。

当然，"鱼料理 + 肉料理"的组合没有问题。

接下来选配菜。

配菜的首选是沙拉。尽量选择叶类蔬菜、番茄和花茎甘蓝等低糖蔬菜比较多的沙拉。水煮蔬菜、芝麻酱拌蔬菜、袋装混合蔬菜和混合海藻都是不错的选择。

这些配菜含糖量都很低，而且富含维生素、矿物质以及膳食纤维。便利店中的食品都有营养成分表，可以参照这个选择含糖量较少的食品。

如果沙拉里有猪肉片、金枪鱼、煮鸡蛋、鸡胸肉之类的就更好了，可以在补充蛋白质的同时填饱肚子。

沙拉用的调味汁一般都需要另外购买，前文中提到过的无油调味汁大多含糖量较高。所以要尽量选择法式沙拉调味汁、千岛酱汁、蛋黄酱等含糖量较少的调味汁。

千万不要选土豆沙拉、通心粉沙拉、南瓜沙拉之类的沙拉。这些都是淀粉食品，含糖量极高。和意大利面搭配的意大利面沙拉也含有很多糖分，一定要注意别买错了。

除此之外，冷豆腐、纳豆、鸡蛋卷等含有丰富蛋白质和脂肪的配菜都没问题。

汤可以选择速溶味噌汤，有低糖的类型，口味可以随意选择自己喜欢的。裙带菜汤、中华汤、法式清汤的含糖量也很低。

我在前文中也多次强调过，猪肉汤里面有芋头和根菜类，含糖量很高，尽量不要吃。

"鸡肉沙拉"和"关东煮"是最佳选择

便利店里最佳的控糖食物就是鸡肉沙拉。这是用煮鸡胸肉制作的热门商品，任何一家连锁便利店中都能买到。

鸡肉沙拉含糖量不足 1 克，含蛋白质在 20 克以上，是最典型的低糖高蛋白食品（因分量和种类的不同稍微有些差异）。有多种口味可以选择。

即便只是简单的蔬菜沙拉，只要在里面加入鸡肉，也会变成营养丰富的"鸡肉沙拉"。加入橄榄油调味，不但可以使口味更佳，还能够补充脂肪（能量）。

每到天冷的时候，便利店的"关东煮"就大受欢迎。虽然不同的店铺开始和结束销售的时间各不相同，但关东煮的销售期一般是每年的 9 月到第二年的 3 月。

关东煮是控糖的好帮手。只要选择得当，仅凭关东煮就足够填

48 天控糖 + 半日断食计划表

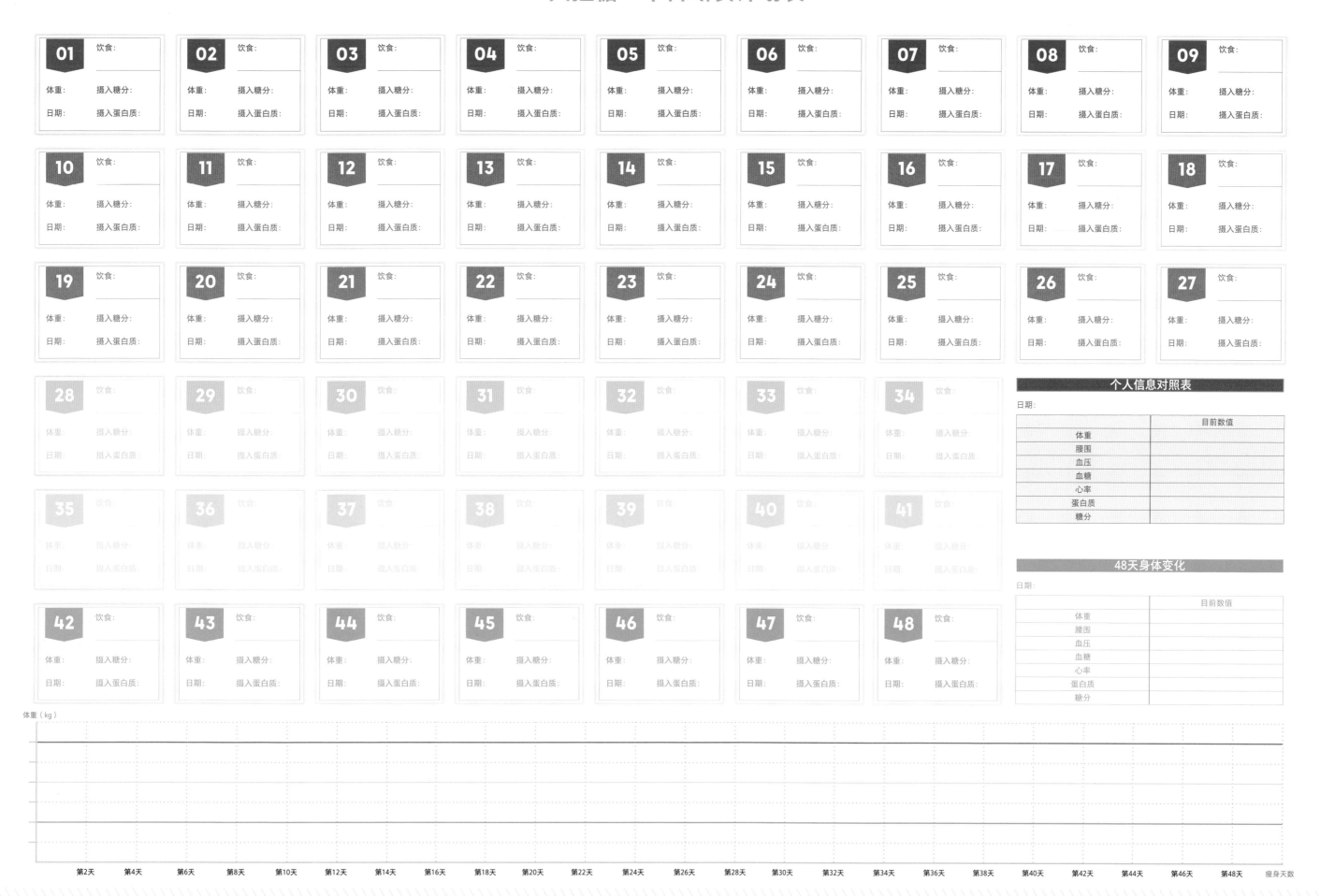

01	饮食：
体重：	摄入糖分：
日期：	摄入蛋白质：

02	饮食：
体重：	摄入糖分：
日期：	摄入蛋白质：

03	饮食：
体重：	摄入糖分：
日期：	摄入蛋白质：

04	饮食：
体重：	摄入糖分：
日期：	摄入蛋白质：

05	饮食：
体重：	摄入糖分：
日期：	摄入蛋白质：

06	饮食：
体重：	摄入糖分：
日期：	摄入蛋白质：

07	饮食：
体重：	摄入糖分：
日期：	摄入蛋白质：

08	饮食：
体重：	摄入糖分：
日期：	摄入蛋白质：

09	饮食：
体重：	摄入糖分：
日期：	摄入蛋白质：

10	11	12	13	14	15	16	17	18
19	20	21	22	23	24	25	26	27
28	29	30	31	32	33	34
35	36	37	38	39	40	41
42	43	44	45	46	47	48

每格包含：饮食：、体重：、摄入糖分：、日期：、摄入蛋白质：

个人信息对照表

日期：

	目前数值
体重	
腰围	
血压	
血糖	
心率	
蛋白质	
糖分	

48天身体变化

日期：

	目前数值
体重	
腰围	
血压	
血糖	
心率	
蛋白质	
糖分	

体重（kg）

第2天　第4天　第6天　第8天　第10天　第12天　第14天　第16天　第18天　第20天　第22天　第24天　第26天　第28天　第30天　第32天　第34天　第36天　第38天　第40天　第42天　第44天　第46天　第48天　瘦身天数

饱肚子。

首选低糖高蛋白的鸡蛋、牛筋、炸豆腐丸子、章鱼、烤豆腐等。这些相当于主菜。然后可以选择白萝卜、卷心菜卷等。这些能够提供蛋白质之外的营养元素，而且含糖量也很低，相当于配菜。

关东煮里的土豆、油豆腐福袋、海带，以及使用淀粉作为增稠剂的鱼饼、鱼卷、炸胡萝卜鱼肉饼、牛蒡卷等含有大量糖分，尽量不要吃。

关东地区常见的"竹轮麸"，因为用小麦粉做成，一根就含糖 20 克，一定要特别注意。

烤肉大胆吃，中国料理挑着吃

在烤肉店也很容易实现控糖。不管是里脊、五花、牛舌、横膈膜还是肋排，含糖量都很少。

因为肉类含有丰富的蛋白质和脂肪，所以请放心大胆地吃。但"烤肉汁"里面含有大量的糖分，烤的时候最好用"盐"和"芝麻油"。

如果吃的是韩式烤肉，推荐大家用紫苏叶、生菜叶裹着肉跟泡菜一起吃。这样可以同时摄取一些蔬菜，也能提高满足感。

凉拌菜、辣白菜等蔬菜料理和豆腐汤等豆腐料理都是低糖高营养的料理。

烤肉店和韩式料理店中含糖量较多的食物有：加了糯米的参鸡汤、

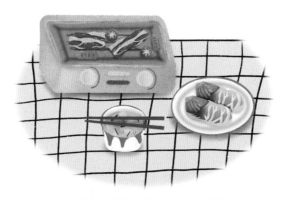

韩式烤肉：生菜叶包烤肉、泡菜、豆腐汤

冷面、石锅拌饭、用小麦粉做的玉米饼、甜辣口的炒年糕、用鸡腿肉跟蔬菜炒的芝士辣炒鸡等。

中国料理店和拉面店中，有很多含糖量较高的菜品。

炒饭、蟹黄盖饭、中华粥等米饭类，拉面、炒面等面食料理都含有大量糖分。

午餐中经常出现的"拉面＋米饭""拉面＋炒饭"的"双倍糖分"组合，极易引发餐后高血糖和内脏脂肪堆积。

乌冬面和荞麦面店里的"荞麦汤面＋小份猪排盖饭""天妇罗乌冬面＋稻荷寿司"的"双倍糖分"组合，也绝对不能吃。

饺子和烧卖等食物因为外皮是用小麦粉做的，含糖量也很高。每一个含糖量在 3 ～ 4 克，这样算下来，一人份的含糖量差不多就 20 克了，所以要吃的话最好只吃一两个。

主菜中，用大量淀粉和砂糖勾芡提味的糖醋肉、糖醋鱼、麻婆粉丝等含糖量都很高。

而含糖量较少的主菜有木耳炒鸡蛋、棒棒鸡、八宝菜、青椒肉丝、回锅肉、麻婆豆腐、韭菜炒猪肝等。每份的含糖量都在 10 克左右。如果觉得吃不饱或者担心热量摄取不足，可以点两份。

配菜可以选择素炒青菜、凉拌豆腐、皮蛋豆腐，汤可以选择酸辣汤和鸡蛋汤，这些菜品的含糖量都很少。

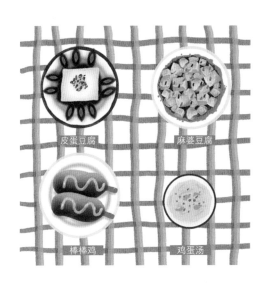

"鸡肉烤串店"和"居酒屋"能吃的东西多

想喝几杯的话，鸡肉烤串店非常合适。烤串的含糖量几乎为零。葱鸡肉、鸡胗、鸡肝、鸡心、鸡尖、鸡皮、鸡脆骨、鸡肉丸、鸡翅，以及烤蔬菜中的香菇、青椒、芦笋都几乎不含糖。

和烤肉一样，烤串也不要用酱汁，让店家用"盐"烤。

如果用含有大量砂糖和甜料酒的酱汁来调味，那么每食用一串都会增加糖分的摄取量。即便每一串的含糖量并不高，吃得多了也会有过量摄取的危险。

除了烤串之外，毛豆、冷豆腐、煮鸡蛋、卷心菜、洋葱片、蔬菜沙拉、凉拌青菜、咸菜拼盘等配菜含糖量也较少，能够帮助补充蛋白质、维生素、矿物质以及膳食纤维。土豆沙拉、炸薯条、土豆饼、土豆炖肉、筑前煮、炖南瓜、炒牛蒡、炒胡萝卜等含糖量都很高，尽量不要点。

居酒屋也是个不错的选择。

不仅鸡肉烤串，生鱼片、烤鱼、铁板牛肉块等含糖量都很低。

主菜中含糖量较低的有：煮鱼、西京烧等。

主菜中含糖量较高的有外皮很厚的油炸食品、煎饺子、烧卖等。

不管是鸡肉烤串店还是居酒屋，饭团、寿司、茶泡饭、荞麦面、炒面等主食都不能点。当然冰激凌之类的甜点也不能吃。

在家做饭推荐吃火锅

关于自己在家做饭的注意事项，我也简单地介绍一下吧。

最方便的料理就是火锅了。什锦火锅、鸡肉锅、鱼肉火锅、大相扑火锅，每一个做起来都很简单。我家就经常吃火锅。

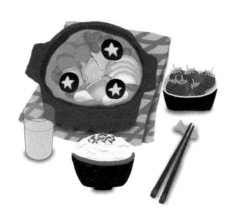

豆腐锅（香肠、香菇、豆腐、年糕、胡萝卜、冬瓜），
绿豆米饭，草莓

吃火锅的时候，可以随意选择肉类、鱼贝类、豆腐、蔬菜、海藻等自己喜欢的低糖食材。尽量多选择几种食材，可以更加平衡地补充营养元素。

韩式火锅中的豆腐锅不但含糖量很低，还可以自己添加喜欢的食材，从而保持均衡的营养。就算当天没吃完也不要紧，第二天还可以接着吃，非常方便。

调味不要用砂糖和甜料酒，推荐使用高汤、酱油、盐等。**市面上卖的火锅调味料和日本醋都含有大量糖分，最好不要用。**

当然，快吃完的时候不要将米饭下到锅里煮成粥，也不要下乌冬面和棋子面[1]等面食。

喜欢吃牛肉的人可以吃涮火锅。如果有不会使血糖值上升的人工甜味剂赤藓糖醇，也可以吃寿喜锅。我就用"LAKANTO S"偶尔吃一次寿喜锅。

便利店里卖的已经处理好的蔬菜用起来也十分方便，买回来之后既不用切也不用洗，可以直接吃。一袋 100 ~ 150 克的蔬菜，足够吃一顿。

处理好的蔬菜和牛肉片、猪肉片一起炒着吃也很不错。只需要在平底锅里放点橄榄油和黄油，然后将蔬菜和肉片放进去翻炒，加盐、胡椒调味就行了。这道菜营养丰富，可以兼做主菜和配菜。

处理好的蔬菜和火腿、香肠或者鱼罐头组合起来也能做出美味的料理。

此外，还可以利用处理好的蔬菜做微波炉蒸蔬菜，方便好吃。做法是把蔬菜放在"耐热碗"或者"微波蒸锅"中，盖上一层肉片，然后直接放入微波炉中加热。蔬菜中的水分有助于蒸熟肉片，吃起来十分美味。热好后加上低糖的调味料即可。除了肉之外，还可以用鲑鱼、鳕鱼等白肉鱼。

---

[1]扁乌冬面。

血液中胰岛素含量高的男性，与胰岛素含量低的男性相比，罹患大肠癌的风险要高三倍。

——2007 年，厚生劳动省研究班发表的研究报告

不管是内因性还是外因性，体内循环的胰岛素水平增加，都会提高肿瘤（癌症）的发生率和死亡率。

——2005 年，加拿大的萨曼莎博士发表的研究报告

这里所说的内因性，指的是胰脏自己分泌的胰岛素，外因性指的是通过注射等方式由外部获得的胰岛素。血液中的胰岛素含量过高就被称为高胰岛素血症。

胰岛素具有促生长作用，如果患有高胰岛素血症，不仅正常的细胞成长迅速，癌细胞也会迅速成长，而且高胰岛素血症还会引发阿尔茨海默病。

多余的胰岛素会对大脑产生作用，人体则会通过胰岛素降解酶来分解多余的胰岛素。但这个胰岛素降解酶同时肩负着分解 β - 淀粉样蛋白的工作，而 β - 淀粉样蛋白被认为是引发阿尔茨海默病的原因之一。

日本国立长寿医疗研究中心健忘症治疗中心负责人樱井孝先生认为，一旦患有高胰岛素血症，胰岛素降解酶就要全力以赴分解胰岛素，便无暇分解 β - 淀粉样蛋白，使 β - 淀粉样蛋白更容易残留在大脑之中，从而诱发阿尔茨海默病。

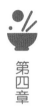

第四章

饮食中正常摄取脂肪

根本不会变胖

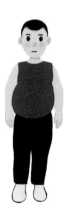

胰岛素是肥胖激素？

迅速减掉内脏脂肪是本书的主题。为什么内脏脂肪能够迅速减掉呢？如果了解了其中的原理，那么不管是减肥还是促进身体健康都会变得非常容易。

控糖之所以能够减肥，是因为控糖可以减少"胰岛素"的活动，而胰岛素又被称为"肥胖激素"。

胰岛素是一种每当人体摄入糖分就会从胰脏中分泌出来的激素，起到降低血糖值的作用。

吃了米饭、面食、甜味饮料之类的含糖食物，其中的糖分会被人体分解、吸收，血糖值也会随之上升。

胰脏平时都是在一点一点地分泌胰岛素，但如果食用了含有大量糖分的食物，胰脏就需要大量分泌胰岛素。这也是内脏脂肪堆积的起点。

通过食物摄取糖分导致血糖值飙升的时候，胰脏就会分泌大量的胰

胰脏分泌胰岛素的机制

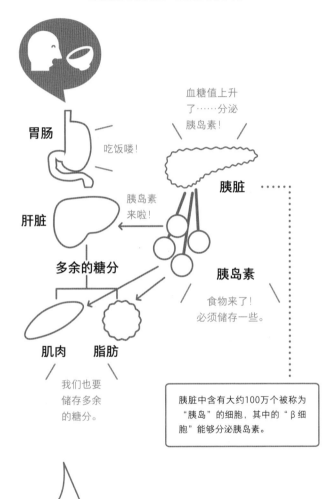

胰岛素通过脂肪和肌肉之中的蛋白质"GLUT4"（葡萄糖转运蛋白4），将糖分变为血糖存储在脂肪和肌肉中。如果有储存不下的血糖，则将其转变为"肝糖"和"甘油三酯"分别存储于肌肉和脂肪中。这个甘油三酯就是导致内脏脂肪的元凶！肝脏虽然也能储存血糖，但在胰岛素的作用下会将血糖转变为肝糖存储起来。

岛素来降低血糖。血糖被肌肉和脂肪细胞吸收后,血糖值就会下降。肌肉细胞用剩下的葡萄糖会作为糖原储存下来。胰岛素同样会在肝脏内发挥作用,以储存糖原。

虽然具体数值因人而异,但一般情况下,肝脏能够储存 70 ~ 80 克糖原,肌肉能够储存 200 ~ 300 克。

如果一日三餐全都吃米饭和面食等主食,而身体又不怎么运动的话,肝脏和肌肉中的糖原储藏库就会一直处于满仓的状态。

摄取糖分使血糖值上升之后,如果不将多余的糖分储存起来使血糖值降低的话,会损害人体的健康。

所以在肝脏和肌肉的储藏库满仓时,胰岛素就会开始将糖分作为甘油三酯储存在脂肪细胞中。这就是包括内脏脂肪在内的体脂肪的真面目(储存在身体内的甘油三酯被统称为“体脂肪”)。也就是说,大量摄入糖分,体脂肪就会越来越多。

很多人认为体脂肪是脂肪形成的,所以不吃含有脂肪的食物,但实际上体脂肪是由糖分形成的。

摄取脂肪并不增加体脂肪

我再详细地说明一下。

体脂肪的真身甘油三酯,是由 3 个脂肪酸和 1 个甘油组成的。而脂肪细胞中没有能够代谢甘油的酶。

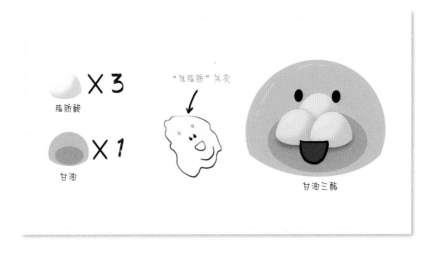

可能这部分内容有些难理解,简单总结一下就是,**即便摄取脂肪,也不会直接变成体脂肪**。甘油因为无法被脂肪细胞分解,所以会被运往肝脏转变为糖分再被人体吸收。

胰岛素不仅能够帮助细胞吸收血糖,还有抑制体脂肪分解以及促进体脂肪合成的作用。这也是胰岛素被称为"肥胖激素"的原因。

我再强调一遍,导致体脂肪堆积的原因并不是摄取脂肪,而是过量摄取糖分。日本人平均每餐摄取热量的 60% 来自糖分，因此必须控糖。控糖不但可以避免出现餐后高血糖，还能抑制胰岛素分泌，从而避免内脏脂肪堆积。

控糖还可以促进包括内脏脂肪在内的体脂肪的分解（即便在吃饭时也不会停），从根本上解决肥胖和代谢综合征的问题。

苹果形肥胖是内脏的事儿

在前言中我已经为大家介绍过，体脂肪根据积蓄位置的不同，分为皮下脂肪和内脏脂肪。

- **皮下脂肪 = 积蓄在皮肤之下的脂肪**
- **内脏脂肪 = 积蓄在肠道等消化器官周围的脂肪**

皮下脂肪容易堆积在腹部、臀部和腰部，如果皮下脂肪过多，就会导致"下半身肥胖"。由于这种身材酷似梨子，也被称为"梨形肥胖"。

而内脏脂肪如果堆积过多会导致腹部突出，使身材酷似苹果，所以也被称为"苹果形肥胖"。

变胖的时候皮下脂肪和内脏脂肪都会堆积，而减肥时最先被减掉的是内脏脂肪。

皮下脂肪的作用

缓冲	=	皮下脂肪覆盖整个人体，能够起到减缓外部冲击的作用。
隔热	=	脂肪的导热性很差，能够在气温很低的情况下保持一定的体温。人类之所以能够在极寒的冰河时期生存下来，除了懂得穿衣服之外，皮下脂肪也功不可没。
储存能量	=	皮下脂肪在日常活动中很难作为能量源消耗，但当人体处于饥饿等紧急状态时，则可作为备用能量发挥重要的作用。减肥时之所以很难减掉皮下脂肪，就是因为皮下脂肪是人类用来以防万一的应急能量，不会被轻易地消耗掉。

适量的皮下脂肪对人体来说是必不可少的。皮下脂肪具有如前所述的三大作用。

内脏脂肪分泌有害激素

虽然同为体脂肪，但皮下脂肪和内脏脂肪的功能大不相同。两者都是脂肪细胞聚集在一起，但内脏脂肪的脂肪细胞分泌激素的功能更加活

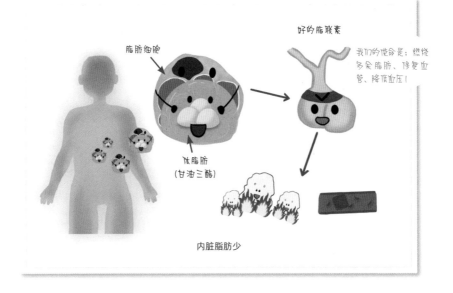

好的脂联素

脂肪细胞

我们的使命是：燃烧多余脂肪、修复血管、降低血压！

体脂肪
（甘油三酯）

内脏脂肪少

跃。脂肪细胞不仅能够储藏体脂肪，还会分泌激素，但这些激素中有"好"有"坏"。

如果内脏脂肪堆积过多，好激素的分泌就会减少，坏激素的分泌则会增加，容易引发各种疾病。

好激素的代表是脂联素。它能够提高胰岛素降糖的效果，还具有燃烧多余脂肪、修复血管、扩张血管、适度降低血压的作用。

但如果内脏脂肪堆积过多，脂联素的分泌就会减少，坏激素的分泌则会增加。

内脏脂肪分泌的坏激素有 TNF-α、血管紧张素原、PAI-1 等。这些有害激素都会因为内脏脂肪堆积过多而增加分泌。

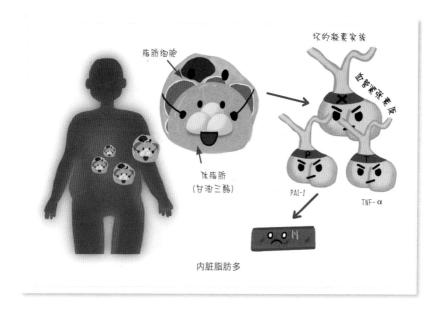

脂肪细胞

坏的激素家族

体脂肪
(甘油三酯)

PAI-1

TNF-α

内脏脂肪多

皮下脂肪虽然也会分泌这些有害激素,但分泌量只有内脏脂肪的二分之一到三分之一。这也是应该优先减掉内脏脂肪的最大原因。

此外,脂肪细胞还会分泌一种名为瘦蛋白的激素。瘦蛋白作用于大脑,可以使我们产生饱腹感从而抑制食欲,同时还能刺激交感神经,提高人体能量的代谢。

瘦蛋白因为能够防止过量摄取食物以及提高代谢,所以也能够防止体脂肪增加。瘦蛋白的英文 leptin 源自希腊语的 leptos,意为瘦,只要瘦蛋白正常工作,任何人都不会变胖。

但现在的研究发现,肥胖的人大脑对瘦蛋白信息的敏感度会降低,导致瘦蛋白无法充分地发挥作用。也就是说,如果内脏脂肪堆积过多导致肥胖,即便分泌瘦蛋白也很难瘦下来。

人到中年要提高警惕

体脂肪的堆积顺序是"皮下脂肪→内脏脂肪"。

体脂肪首先会作为对人体来说必不可少的皮下脂肪堆积起来,当皮下脂肪堆积过多,就会转移到内脏(如果内脏脂肪也堆积过多,更多的体脂肪就会转移到肝脏、肌肉等本来不应该堆积的地方,形成异位性脂肪)。女性在 45 ~ 55 岁绝经之后,内脏脂肪更容易堆积。

雌激素会促进皮下脂肪的堆积,这是为了在妊娠和生产时保护骨盆内的脏器。因此很多肥胖的女性都是皮下脂肪堆积在骨盆周围的"梨形肥胖"。

绝经后,雌激素分泌量剧减,导致皮下脂肪的堆积量下降,使内脏脂肪更容易堆积。

对女性来说,内脏脂肪在绝经期之前只会缓慢增加,而绝经期之后则会以之前两倍的速度增加。这也是很多中老年女性会出现"苹果形肥胖"的原因。

在年轻女性之中,虽然 BMI(身体质量指数)处于标准状态,外表看上去也不胖,但内脏脂肪堆积导致隐形肥胖的人并不少见。

控制热量的减肥法会导致肌肉量减少,基础代谢下降,因此内脏脂肪更容易堆积。

如何计算 BMI（身体质量指数）

肥胖指的就是体内积累了太多体脂肪的状态，一般来说 BMI［体重（千克）除以两次身高（米）］会大于 25。

比如身高 165 厘米、体重 70 千克的人，BMI 就是

70÷1.65÷1.65 ≈ 25.7，属于肥胖。

将自己的数据代入到下面的公式中，计算一下自己的 BMI 吧。

$$BMI = \frac{体重（千克）}{身高（米）\times 身高（米）}$$

厚生劳动省《日本人饮食摄取基准（2015 年版）》中，18 ～ 49 岁的人理想 BMI 为 18.5 ～ 24.9，50 ～ 69 岁为 20.0 ～ 24.9，70 岁以上为 21.5 ～ 24.9。

我的身高为 167 厘米、体重 57 千克，

BMI=57÷1.67÷1.67 ≈ 20.4，在理想范围内。

20 多岁的男性平均每 4 人就有 1 人（26.8%）的 BMI 在 25 以上。随着年龄的增加，肥胖率在不断上升，40 多岁男性的肥胖率就变成了 35.3%。20 ～ 70 岁男性的平均肥胖率大约为 33%。

20 多岁女性的肥胖人数虽然很少，但 30 岁之后肥胖率就迅速上升。70 岁以上的肥胖率更高，40 ～ 70 岁女性的平均肥胖率大约为 22%。

资料来源：厚生劳动省《平成 29 年国民健康营养调查》

苹果形肥胖更容易引发疾病

虽然都是肥胖，可与皮下脂肪过多导致的"梨形肥胖"相比，内脏脂肪过多导致的"苹果形肥胖"更容易引发疾病。

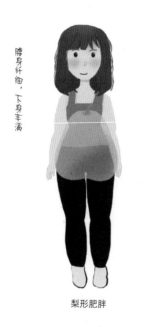
腰身纤细，下身丰满

梨形肥胖

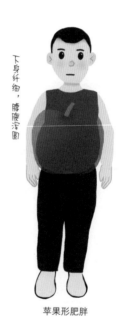
下身纤细，腰腹浑圆

苹果形肥胖

内脏脂肪过多，会分泌更多有害激素，导致血糖、血压和甘油三酯的值上升，还有可能诱发心脏病、脑卒中等致命疾病。

在这样的风险背景下，日本从 2008 年开始就开展代谢综合征诊断，对 40 ～ 74 岁公共医疗保险参保人进行特定健康诊察与保健指导，用来

代谢综合征的诊断标准

腹围（在肚脐位置测量）	男性85厘米以上、女性90厘米以上
血糖值	空腹血糖值110毫克/分升以上
血压	高压130毫米汞柱以上 低压85毫米汞柱以上
高密度脂蛋白胆固醇 和甘油三酯	高密度脂蛋白胆固醇不足40毫克/分升 甘油三酯150毫克/分升以上

资料来源：日本动脉硬化学会等8家学会诊断基准。

预防上述情况。

代谢综合征又被称为内脏脂肪综合征。指的是因为内脏脂肪过度堆积导致的血糖、血压、甘油三酯等出现异常的情况。

这种状态容易引发动脉硬化，即动脉变得更硬更窄，容易堵塞，而动脉硬化也是导致心脏病与脑卒中的重要原因。

进行代谢综合征诊断时，需要在肚脐的高度测量腰围，男性的判定标准为85厘米，女性为90厘米（这相当于在肚脐高度内脏脂肪面积为100平方厘米）。

如果超过这个数值，内脏脂肪分泌的有益激素会减少，而有害激素则会增加。

我在 52 岁开始控糖饮食法之前，CT 检查的内脏脂肪面积为 126 平方厘米。这完全符合内脏脂肪型肥胖的诊断标准，而我也深受高血糖和高血压的困扰。

如果腹围超标的同时，血糖、血压、血脂（高密度脂蛋白胆固醇和甘油三酯值）中还有两个或两个以上超标，那就可以确诊为代谢综合征。

相比脂肪，糖分才是肥胖的罪魁祸首

被确诊为代谢综合征后，院方一般都会要求患者通过控制饮食来减少内脏脂肪。院方给出的建议大多是"减少热量摄取""减少脂肪摄取"。但是，这种方法不但无法有效地减少内脏脂肪，而且很难长期坚持。

正如前文中说过的那样，导致内脏脂肪增加的原因并非过量摄取脂肪，而是过量摄取糖分。而且，限制热量和脂肪的饮食法因为必须忍受饥饿，所以很难长期坚持。要想减少内脏脂肪，控糖是最有效的方法。

很多人都对过量摄取脂肪会导致肥胖这一点深信不疑。

这一理论的根据是，在三大营养元素（蛋白质、脂肪、糖分）中，1 克蛋白质和 1 克糖分所含的能量为 4 千卡，而 1 克脂肪所含的能量为 9 千卡，是前两者的两倍以上。

直到现在还有不少人相信"因为脂肪含有相当于蛋白质和糖分两倍多的热量，所以如果摄入过多脂肪会导致肥胖"这个"看似很有道理"

的理由。但这个理论却被推翻了。

因肥胖导致的死亡率在发达国家中首屈一指的"肥胖大国"美国，就因为相信"脂肪有害论"和"热量神话"，而在全国范围内采取了减少食物中脂肪含量的措施。

在1971年到2000年的30年间，美国人平均每天摄取的热量中，来自脂肪的比例（能量产生营养素平衡，以下简称"热量比例"）从36.9%下降到32.8%，降低了4%以上。

但美国人并没有因为"减少了脂肪的摄取而瘦下来"，肥胖率反而从14.5%上升到了30.9%（资料来源：《全美健康调查》，数据仅针对男性）。

减少了脂肪的摄取，肥胖率却提高了，原因在于糖分的摄取增加。

因为摄取的热量总量没变，所以减少脂肪的摄取，势必要增加蛋白质和糖分的摄取量。

快餐等含糖量丰富的食品比肉类、鱼类等蛋白质丰富的食品更加便宜。因此很多美国人都选择摄取更多的廉价糖分来补充因为脂肪减少而缺失的热量。

这种过量摄取糖分的饮食习惯，导致美国人的内脏脂肪不但没有减少，反而增多了。

1971年美国男性的糖分摄取热量比例为42.4%，而2000年这一数字增加到49.0%，增加了6%以上。这也导致美国男性的肥胖率翻番。

专栏 科学依据：糖分摄入与患心血管疾病的关联①

将测试人群分为 4 组，发现糖分摄入越多的人群罹患心血管疾病的风险越高。

——2013 年“上海队列研究”

在这个以 117366 人为对象的大规模研究中，男女比例如下：

- 女性 64854 人（平均追踪时间 9.8 年）
- 男性 52512 人（平均追踪时间 5.4 年）

在研究期间，120 名女性和 189 名男性发生心血管疾病（心脏病）。将他们按照每日糖分摄取量进行分组，比较发病风险后得出以下结果：

- 女性心血管疾病的发病率

1. 每天糖分摄取量不足 264 克——1.00%
2. 每天糖分摄取量 264 ~ 282 克——1.19%
3. 每天糖分摄取量 282 ~ 299 克——1.76%
4. 每天糖分摄取量 299 克以上——2.41%

● 男性心血管疾病的发病率

1. 每天糖分摄取量不足 296 克——1.00%

2. 每天糖分摄取量 296 ~ 319 克——1.50%

3. 每天糖分摄取量 319 ~ 339 克——2.22%

4. 每天糖分摄取量 339 克以上——3.20%

由此可见，糖分摄取量越少，罹患心血管疾病（心脏病）的风险越低。

上述结果来自证据强度较高的前瞻性队列研究（从现在开始到未来某一时间对特定人群的发病率进行追踪调查的研究），刊登这一研究的杂志具有较高的可信度。

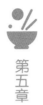

第五章

糖分并非身体必需的

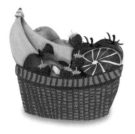

糖并不需要摄入就可以得到

正如我再三强调的那样，**"糖分是人体必不可少的营养物质，所以控糖十分危险"的观点完全是错误的。**

在三大营养元素（蛋白质、脂肪、糖分）中，蛋白质含有的氨基酸和脂肪含有的脂肪酸都是人体必不可少的营养物质。之所以说"必不可少"，是因为人体内不能自己产生这些物质，只能通过每天的食物摄取。而"必不可少的糖分"则是不存在的。

人体具有糖新生的功能，可以合成人体必需的葡萄糖，所以即便通过饮食控糖也不会对健康造成任何不好的影响。

在这里，我为大家详细地说明一下，前文中多次提到的"糖新生"一词。

糖分（葡萄糖）是人体细胞的能量源。在血液中负责输送氧气的红细胞只能以葡萄糖作为能量来源，视网膜细胞和脑细胞也都需要葡萄糖作为能量源。

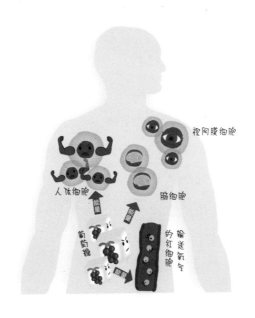

因为葡萄糖是人体内重要的能量来源，所以必须保证血糖值处于安全的范围内。

为了在血糖值下降时能够及时地补充血糖，肝脏储存着一种叫作"糖原"的葡萄糖集合体（肌肉中储藏的糖原是肌肉专用能量源，所以不会被用来保持血糖值）。

但肝脏中储存的糖原只有 70 ~ 80 克，这么少的数量无法保证血糖值正常，因此肝脏还会通过糖新生制造糖分。糖新生的原料是脂肪的代谢物甘油，以及肌肉提供的氨基酸和乳酸等。

我们的身体即便在安静状态下也需要葡萄糖。

正常的空腹血糖值一般在 60 ~ 100 毫克 / 分升，但糖新生能够产生更多的葡萄糖。

另外，人体循环的血液量大约为 4 升，其中含有 4 克的葡萄糖。

人类近 700 万年的历史中，能够随心所欲享用食物的时代，只有最近的这半个世纪。即便如此，现在全世界仍然有 8 亿以上的人在忍饥挨饿，相当于全世界总人口数量的九分之一。

如果人类必须通过食物摄取糖分，那我们的祖先在无法获得充足食物、常常要忍饥挨饿的时代又是怎样生存下来的呢？

在人类于约 1 万年前开始农耕之前，只能通过狩猎、捕鱼、采集获取食物，但富含蛋白质和脂肪的肉类和鱼类比较容易获得，果实之类富含糖分的食物则没那么容易获得。

或许正是由于这个原因，人类才进化出了能够在体内产生葡萄糖的糖新生功能。所以采取控糖饮食法根本不会对人体造成任何不好的影响。

让身体积极利用脂肪酸和酮体

控糖后，我们的身体就会转变为积极利用脂肪酸和酮体的体质。也就是说，我们的身体会更积极地消耗以内脏脂肪为首的体脂肪，从而迅速减掉内脏脂肪。但控糖之后，血液中的酮体浓度就会升高，身体有时候会有一股"酸臭味"。这被称为酮臭。

这种味道来自丙酮。丙酮会通过尿液和呼吸排出体外，因为有一种独特的酸臭味，所以会使人感觉到酮臭（也有人即便开始控糖也没有酮臭）。这大概是控糖唯一的缺点，不过在坚持控糖 3 ~ 6 个月之后，丙酮就不会再通过尿液和呼吸排泄，酮臭自然也就消失了。

感觉不到酮臭，就说明我们的身体已转变成能将酮体作为能量的体质。转变为更容易将体脂肪作为能量源的体质之后，想维持纤细的身材也更加容易。这也是我能够一直维持和 20 多岁时一样身形的原因。

我尿液中的酮体含量在标准值范围内。因为连续 17 年坚持控糖，所以我的身体已经能够将酮体充分地转化为能量，不必再通过尿液排出。

酮体中的 β-羟基丁酸在我血液中的浓度大约是标准值（低于 85 微摩尔／升）的 10 倍以上。但在开始农耕之前，人类全都处于控糖状态的时代，像我这样的数值才是标准值。

本来这个 β-羟基丁酸的值就算超标也没有任何问题。甚至可以说，这个数值越高身体越健康。因为 β-羟基丁酸不但是人体能量的来源，还具有抗氧化、抑制炎性小体（一种可能诱发动脉硬化和阿尔茨海默病的蛋白质复合体）活化等功能。

"酮体有害健康"是谎言

虽然酮体是非常安全的能量来源，但直到现在仍然有很多医生认为"酮体有害健康"。其最大的根据就是"血液中酮体含量过高，会引发糖尿病酮症酸中毒"。

酮体属于酸性物质，如果在血液中含量过高，会使血液变为酸性，这是不争的事实。

对于体内无法产生胰岛素的 1 型糖尿病患者来说，如果突然停止注射胰岛素，有较低的可能会引发糖尿病酮症酸中毒。但健康人群和因为生活习惯导致的 2 型糖尿病患者，在保证胰岛素功能的情况下进行控糖，即便酮体值升高也不会引发糖尿病酮症酸中毒，所以请不必担心。

因为出现糖尿病酮症酸中毒的前提是"胰岛素功能异常"。只要胰岛素能够正常地发挥作用，即便因为控糖导致酸性的酮体增加，人体也能通过自身的调整迅速使酸碱值恢复正常。

就算酮体增加，也只是正常的"生理酮症"，完全没有担心的必要。

酮症指的是"脂肪更容易被作为能量使用的状态"。换句话说，就是"更容易燃烧脂肪的体内环境"。

新生儿和吃母乳的婴儿，与成人相比酮体数值要高几倍。由此可见，酮体绝对是非常安全的能量来源。

新生儿的酮体值之所以很高，是因为母亲在妊娠期间利用胎盘生成酮体给胎儿提供能量。胎盘的酮体值是成年人标准值的 20 ～ 30 倍。

而吃母乳的婴儿之所以酮体值高，是因为母乳中大约一半的营养成分都来自脂肪。因为吃母乳这种高脂肪的食物，婴儿的肝脏就会产生酮体。

对肉类的误解可以休矣！

"肉类含有大量脂肪，对身体不好"是错误的观点。

肉类的脂肪（动物脂肪）中含有一种被称为饱和脂肪酸的脂肪。一直以来，医学界都认为摄入过多饱和脂肪酸会导致心脑血管疾病。

但 2010 年，《美国临床营养学》杂志发表了一篇具有划时代意义的论文。

这篇论文通过"综合分析"的研究方法，对 35 万人进行了 5 ～ 23 年的追踪调查，得出了"饱和脂肪酸与心脑血管疾病的发生之间没有关联"的结论。

导致心脑血管疾病的罪魁祸首是过量摄取糖分以及由此导致的糖化和氧化。需要减少摄取量的不是动物脂肪，而是糖分。肉类中含有的饱和脂肪酸，反而有"抗氧化"的作用。

肉类中不仅含有饱和脂肪酸，牛肉中的脂肪酸有一半是名为油酸的不饱和脂肪酸（鱼油和色拉油等在常温下不容易固化的油）。这是公认的健康食品橄榄油的主要成分。

鸡蛋可以放心吃了

动物性脂肪还因为含有胆固醇而令人闻之色变。

鸡蛋中含有大量的胆固醇，所以一直以来人们都认为"鸡蛋一天只能吃一个，吃两个以上的话会导致胆固醇升高，有害身体健康"。但这种说法根本就是错的。

事实已经证明，通过食物摄取的胆固醇，并不会对血液中的胆固醇产生影响。

多吃肉和鸡蛋能降低脑卒中的风险

肉类中富含的饱和脂肪酸能够降低罹患脑卒中的风险。

日本国立癌症研究中心以既没有心脏病和高血压等循环系统疾病，也没有癌症的 82000 人为研究对象，进行了为期 11 年的追踪调查，并在 2013 年将研究结果发表于《欧洲心脏杂志》。结果表明，**大量摄取饱和脂肪酸的群体，因脑出血和脑梗死而致脑卒中的风险最低，比摄取饱和脂肪酸最少的群体低 23%。**

心肌梗死的发病率也因饱和脂肪酸的摄取量提升而降低。脑卒中和心肌梗死发病率最低的是每天摄取 20 克饱和脂肪酸的群体。日本成年人的饱和脂肪酸摄取量在每天 17 克左右，所以应该多吃些优质的肉类和鸡蛋，增加饱和脂肪酸的摄取量。

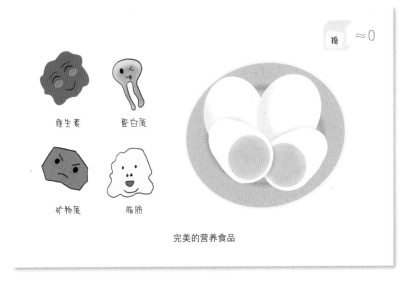

糖 ≈0

维生素　蛋白质

矿物质　脂肪

完美的营养食品

　　鸡蛋的含糖量几乎为零，富含蛋白质、脂肪、维生素、矿物质等营养元素，属于"完美的营养食品"。如果喜欢吃鸡蛋的话，一天吃两三个完全没问题。

　　本来胆固醇就不是什么毒药，反而是人体必需的营养元素。负责调整人体功能的激素，以及帮助钙吸收、使骨骼强健的维生素 D 都需要胆固醇作为原料，胆固醇更是细胞膜的重要组成部分。胆固醇对大脑也十分重要，成人体内胆固醇的四分之一都集中在大脑。

　　胆固醇对人体就是如此重要，不可或缺。与糖分一样，人体所需胆固醇的 80% 都由肝脏产生，而通过食物摄取的胆固醇只占总体需求的20%。而且，如果通过食物摄取的胆固醇量增加，肝脏的生产量就会相应减少，所以即便吃很多鸡蛋也不会使血液中的胆固醇值增加。

因此，日本和美国都在2015年取消了之前制定的胆固醇摄取限制（患有家族性高胆固醇血症这种遗传性疾病的人仍然需要限制摄取量）。

果糖极易形成 AGEs

很多人为了健康而积极吃水果。

厚生劳动省也推荐一天食用200克的水果。2根香蕉，12颗草莓，2个橘子，2个柿子，1个葡萄柚，1个苹果，2个猕猴桃，上述每份水果都有200克。

水果和蔬菜一样，富含维生素、矿物质和膳食纤维，给人一种健康食

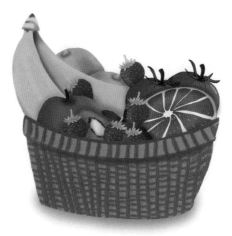

厚生劳动省推荐一天食用200克水果

品的印象，但实际上并非如此。因为水果中含有大量的糖分，很容易使血糖值上升。

糖分也分为许多种类，水果中含有果糖、葡萄糖和蔗糖。其中最需要注意的就是水果甜味的来源——果糖。

果糖与葡萄糖等其他糖分的性质完全不同。

葡萄糖在人体内被吸收和代谢的过程已基本被人类掌握，而果糖在人体内吸收和代谢的过程则充满了谜团。唯一可以确定的是，果糖极易形成 AGEs。

AGEs 研究的先驱者，帝京大学医学部的山内俊一教授曾经说过："果糖在人体内与蛋白质结合的能力，在理论上是葡萄糖的 100 倍。"（日经健康，2013 年）果糖在人体内与蛋白质结合的能力越强，产生 AGEs 的能力也就越强。

水果减肥的谣言可以停了

以前人们认为水果中含有的果糖是对健康有益的糖分，但实际上对健康有益的糖分根本就是不存在的。

这种观念的根据是，食用水果（果糖）之后，血糖值几乎不怎么上升。**但果糖被小肠吸收后会直接进入肝脏，然后被迅速地转变为"甘油三酯"堆积起来，所以果糖虽然不会升高血糖值，却容易使人变胖。**

我认为这种将摄入的果糖直接转变为甘油三酯的机制,可能是人体的一种自我保护反应。

因为果糖形成有害的AGEs的能力是葡萄糖的100倍,人体为了自我保护才会立刻将其转变为甘油三酯。但我们摄取的果糖不是全部转变为甘油三酯,还是有一部分会进入血液之中。这部分果糖会随着血液流遍我们的全身,产生AGEs,对我们的血管和脏器造成伤害。

水果不能吃太多

最近的水果都很甜,注意不要吃太多

水果中的甜味主要来自被称为果糖的单糖,果糖被人体消化吸收的速度非常快,容易增加甘油三酯,并使糖代谢变差。

↑

推荐一天吃200克水果的厚生劳动省也特意强调了这一点!

在农耕开始之前,我们的祖先虽然也吃野生的水果,但那时候的水果和现在的水果相比,不管是数量还是质量都相差很远。

现在的水果经过品种改良后,个儿更大、甜度更高,含有大量的果糖。以草莓为例,野生草莓颗粒小、味道酸,而现在市面上销售的草莓又大又甜,让人完全无法相信这是同一种水果。

我个人认为,将现在的水果看成是一种"毒药"更容易理解。

此外,更需要注意的是常常给人留下健康印象的 100% 纯果汁。

橘子汁和葡萄汁等果汁,不管是味道还是口感都很棒,很容易一口气喝上一两杯。很多人以为果汁对健康有好处,多喝点也没关系,但实际上这会导致摄取大量的果糖,使体内的甘油三酯与 AGEs 堆积。

果汁几乎不含膳食纤维,果糖会被人体迅速吸收。就连厚生劳动省都提醒道:"100% 纯果汁中不含膳食纤维,含有大量糖分,必须注意。"

部分蔬菜汁中也含有 50% 的果汁。在购买之前请仔细阅读"营养成分表",确定里面的含糖量。

高果糖浆更是碰不得

比果汁更需要注意的是被称为高果糖浆的果糖。这种果糖的主要来源不是水果,而是廉价的玉米制作而成的玉米糖浆。将玉米糖浆加工后就可以大量地生产出果糖和葡萄糖。

高果糖浆比砂糖的生产成本更低,因此美国大量生产,日本则大量进口。

在由果糖和葡萄糖组成的高果糖浆中,果糖含量高的叫作果葡糖浆,而葡萄糖含量高的则叫作葡果糖浆。

就算大家没怎么听说过高果糖浆这个词,但应该经常能看到"果葡糖浆"或者"葡果糖浆"吧。这些在可乐和运动型饮料等甜味饮料的配料表里经常出现。

果葡糖浆因为含有大量的果糖，所以很容易产生甘油三酯与AGEs，容易使人变胖。

葡果糖浆内含有大量葡萄糖，容易导致血糖值飙升、胰岛素大量分泌，损害血管和胰脏。所以果葡糖浆和葡果糖浆都可以称为"剧毒"。

最近，果糖与脂肪肝之间的关联也开始得到重视。

脂肪肝指的是肝脏里的甘油三酯过剩堆积的状态（这属于一种异位性脂肪）。

以前人们认为脂肪肝是因为过量饮酒导致的，但现在有很多不喝酒的人也出现了脂肪肝。这种非酒精性脂肪肝不只是肝脏部位堆积脂肪这么简单，严重时还会引发炎症。

而过分摄取果糖正是导致非酒精性脂肪性肝炎（NASH）的原因之一。

NASH会造成慢性的肝损伤，晚期可能转变为肝硬化甚至肝癌，所以绝对不能小看果糖的危害。

100%纯果汁和含有大量高果糖浆的甜味饮料完全就是甘油三酯和AGEs的催化剂，一口不喝才是明智的选择。

人工甜味剂倒是没太大威胁

不会使血糖值上升的人工甜味剂是控糖的好帮手。可能有人看到"人工"两个字就觉得不安全，其实完全不必担心。反正我对此并不在意。

似乎很多人都对"人工制造的白砂糖对人体有害，天然的黑糖和蜂蜜对人体有益"这一观点深信不疑，但不管黑糖、蜂蜜还是白砂糖，都是会使血糖值升高的有害物质。

在配料表中常见的"阿斯巴甜""安赛蜜""蔗糖素"等人工甜味剂，因为不会使血糖值上升，反而比黑糖和蜂蜜更加安全。这些人工甜味剂都是自然界不存在的合成甜味剂。

厚生劳动省对这些人工添加剂设定了每日允许摄取量（ADI）。比如蔗糖素，如果是 350 毫升的易拉罐装或 500 毫升的塑料瓶装饮料，一天最多可以喝 3 罐或 3 瓶（1050～1500 毫升）。其他的合成甜味剂应该也可以参照这个标准。

含有合成甜味剂的饮料每天喝一两瓶的话没有任何问题。我就经常喝含有安赛蜜的无酒精啤酒饮料"ALL FREE"（三得利）。

人工甜味剂"赤藓糖醇"的热量为零，
而且不会使血糖值升高

"赤藓糖醇"的安全性很高，
不必限制每日摄取量

⇑

"赤藓糖醇"得到联合国粮食及农业组织（FAO）和世界卫生组织
（WHO）的高度评价，其安全性已经得到全世界的认可。

人工甜味剂中最安全的当属"赤藓糖醇"。如果对合成甜味剂不放心的话，可以选择这个。

赤藓糖醇属于一种名为糖醇的人工甜味剂。与自然界不存在的合成甜味剂不同，它存在于哈密瓜、葡萄、梨等水果和发酵食品之中，作为甜味剂主要由葡萄糖发酵而成。

赤藓糖醇也是我用来代替砂糖的"罗汉果代糖"的主要成分。

虽然同为糖醇，但在食品营养成分表中的"木糖醇""山梨糖醇""麦芽糖醇"等也会使血糖值升高，应该尽量避免食用。

感冒了要多喝粥？

一直以来，人们都认为在感冒的时候应该多吃一些像粥和乌冬面等易于消化，且可以使身体暖和起来的食物。更有医生建议"将运动型饮料加热后饮用"。

但粥、乌冬面、运动型饮料都含有大量的糖分。其中粥和乌冬面里面含有大量的淀粉，运动型饮料则含有砂糖、高果糖浆。

可能有人认为，感冒的时候就不应该再控糖了吧？事实上并非如此。

感冒时常伴有腹泻和出汗等症状，容易导致人体脱水，所以摄取一些像粥、乌冬面、运动型饮料这样能够补充水分和盐分的食物也有一定的道理。运动型饮料姑且不提，而认为粥和乌冬面"易于消化"却完全没有任何根据。

人类在咀嚼食物时，唾液中的淀粉酶会将淀粉水解。但很多人在吃东西时并没有经过充分的咀嚼就直接将食物咽下，吃粥和乌冬面的时候，这种情况更加严重。也就是说，食物没有经过充分的分解就进入了胃部。

胃部分泌大量的胃液，通过搅拌运动将食物和胃液混合在一起，然后通过蠕动运动（搅拌、粉碎、输送）将混合在一起的食物一点一点地送往小肠（十二指肠）。

从胃部向十二指肠输送蛋白质和脂肪的速度，比输送糖分的速度更快。

我的朋友夏井睦医生为宿醉等身体不适的患者进行胃镜检查时，发现胃中残留的大部分都是米饭和面食等高糖分食物。

由此可见，认为粥和乌冬面容易消化，完全是一种误解。

反流性食管炎也跟糖有关？

通过控糖可以有效治疗反流性食管炎，也间接地证明了糖分难以消化这一事实。

反流性食管炎指的是与酸性的胃液混合后的食物反流回食管引起发炎，使人产生胸口灼热和疼痛等症状。

一般认为衰老、肥胖、过量摄取不容易消化的脂肪和酒精等是导致反流性食管炎的原因。但实际上，**大多数患有反流性食管炎的患者，在开始控糖之后症状立刻就得到了缓解。**

我一开始也不相信，直到亲眼见证100名以上的患者症状减轻之后，才相信导致反流性食管炎的原因并不是脂肪，而是糖分。

但关于为什么摄取糖分会引发胸口灼热，还没有具体的科学依据。我个人认为反流性食管炎属于"人体对过量摄取糖分产生的抗拒反应"。

因为粥和乌冬面里含有大量的糖分，会导致血糖值迅速上升。而**高血糖会促进体内的氧化反应，导致免疫功能下降，这反而影响感冒的痊愈。**

运动型饮料因为更容易消化吸收，所以比粥和乌冬面使血糖升高的速度更快，同样容易促进体内的氧化反应，导致免疫功能下降。

那么，感冒的时候应该吃什么好呢？

易消化、能让身体暖和起来、补充水分和盐分的同时又不含糖的食物其实很多，其中**最简单好做的就是"豆腐汤"。豆腐含有丰富的蛋白质和脂肪，在汤里添加一些生姜，还可以帮助身体暖和起来。**

蔬菜汤、鸡蛋汤、味噌汤、蒸蛋等都含有丰富的蛋白质、脂肪、维生素、矿物质，与除了糖分之外缺乏其他营养元素的粥、乌冬面和运动型饮料相比，更有助于恢复体力。

当感冒症状减轻，食欲恢复之后，还可以吃一些什锦火锅、猪肉汤（不吃芋头和根菜类）来摄取糖分之外的营养元素，恢复体力。

控糖对运动员也有好处

之前人们普遍认为运动必须摄取大量的糖分，但这种观点已经过时了。

以两位著名的运动员为例：2018 年和 2019 年连续获得美网与澳网冠军的大坂直美，和在 2018 年第四次夺得温网冠军的德约科维奇，**两人有一个共同点，那就是都采取了控糖饮食法。**

大坂直美曾经说过，"我只吃煮鸡肉和花茎甘蓝，不吃碳水化合物"。

在夺冠后她表示"很想吃抹茶冰激凌、咖喱猪排和猪肉盖饭",可见糖分对她而言完全是一种奖励。

德约科维奇患有对小麦麸质过敏的"乳糜泻",所以他的食物里不能含有任何麸质。因为白天需要训练,所以他的早餐和午餐不控糖,但饭后不需要训练的晚餐则严格控糖。

他在自己的著作《德约科维奇的饮食生活》中公开了自己的晚餐食谱。高雄医院的营养师经过计算后发现,其中的含糖量只有 15 ~ 35 克。

在高强度训练与比赛不断的职业网球界,顶尖的男女选手都采取控糖的饮食法,由此可见糖分对运动来说并不是必不可少的。

运动的主要能量来源不是糖分,而是脂肪(脂肪酸和酮体)。

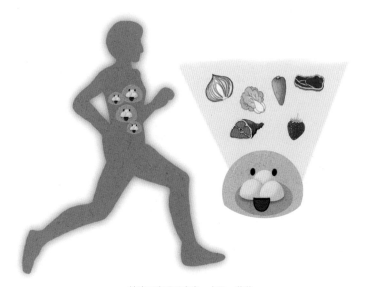

甘油三酯源于肉类、水果、蔬菜

肌肉的能量来源是糖分和脂肪，两者基本被同时使用（蛋白质也能提供一部分能量，但因为作用很有限所以暂且不论）。

正如前文中提到过的那样，糖分以糖原的形式储存在肌肉和肝脏中，有 300 ~ 400 克。脂肪以甘油三酯的形式储存在脂肪细胞中，一个体重65 千克、体脂率 20% 的标准体格的人，大约含有 13 千克的脂肪。

每 1 克糖分能够提供 4 千卡的能量，每 1 克脂肪能够提供 9 千卡的能量。

控糖有助于提高耐力

美国康涅狄格大学的杰夫·沃雷克以长跑运动员为对象进行了研究。

高糖组
糖分摄取量约占热量摄取量的60%

低糖组
糖分摄取量约占热量摄取量的10%

※每10人一组，在研究设备中进行为期三天两夜的实验和测试。

他让运动员们分别进行"全力运动测试"和"3 小时持久跑测试"，结果发现低糖组对脂肪（脂肪酸 + 酮体）的利用率更高，即便提高运动强度也因为能够充分利用脂肪而坚持得更久。于是得出了控糖有助于提高耐力的结论。

而且，不管在运动前、运动中还是运动后，高糖组和低糖组体内的糖原数量都没有太大的差异。

储存在体内的糖分（300 ~ 400 克），换算成卡路里是 1200 ~ 1600 千卡，而脂肪（13 千克）换算成卡路里则有 117000 千卡。可见两者提供的能量有着天壤之别。

因为人体内脂肪含有的能量是糖分的 100 倍，所以很明显脂肪才是最主要的能量来源。

甘油三酯分解出来的"脂肪酸"，以及脂肪酸产生的"酮体"，是肌肉的主要能量来源。控糖后，我们的身体就会变成积极利用"脂肪酸"和"酮体"的体质。

已经有诸多研究表明，**对于像网球和足球等大多数体育运动来说，通过控糖提高身体对脂肪和酮体的利用率，可以使肌肉运动更有效率，提高运动表现。**但像举重和百米冲刺那样需要瞬间爆发力的运动，则主要以肌肉中储藏的糖原（葡萄糖）为能量来源，所以控糖的话无法提高这类运动的表现。

脂肪酸和酮体在没有氧气的情况下无法代谢，需要瞬间爆发力的无氧运动无法供应足够的氧气，因此只能以不需要氧气也能代谢的葡萄糖作为能量来源。

苏打水比运动型饮料更好！

现在日本的夏天越来越热，超过 35 摄氏度的高温日也越来越多。因此，中暑就成了必须注意的问题。

根据消防厅公布的数据，2018 年 8 月全日本因中暑而被紧急送医的人数超过 30410 人，是自从 2008 年开始统计这一数字以来的最高值。其中有 20 人送医后不治身亡。

中暑是人体水分丧失和体温上升引起的急性疾病的总称。中暑的四成发生在室内，其中一多半的患者是老年人。

体液不足导致脱水的人更容易中暑。在脱水者中还有一种自己和周围人都觉察不到的隐性脱水。有研究表明，65 岁以上的老人有四成左右都处于隐性脱水的状态。

老年人之所以容易处于隐性脱水的状态，是因为身体中用来储藏水分的肌肉量减少，再加上喉咙对渴的感觉变得迟钝。

每到夏季，运动型饮料和功能型饮料的广告就铺天盖地。但这些饮料都含有大量的糖分，所以不能喝，而且为了预防隐性脱水，并不需要补充糖分。**如果只是为了预防脱水而补充水分，那么普通的水（或者矿泉水）就足够了。如果不是因为剧烈运动或者户外劳动而大量出汗，需要同时补充盐分的话，只需要补充水分即可。**

无糖的苏打水也是不错的选择。我个人较喜欢法国的巴黎水

（Perrier），但因价格太高，我平时都买一箱便宜的苏打水喝。无糖咖啡、红茶、绿茶均可，但这些都含咖啡因，有利尿的效果，跟补水的目的相矛盾。

不含咖啡因的茶饮有大麦茶、杜仲茶、路易波士茶，市面上卖的瓶装茶饮中"爽健美茶"和"十六茶"都是无糖的，也不含咖啡因。

运动后补水警惕"饮料综合征"

剧烈运动或户外劳动后，大量出汗时，补水的同时也需要补充盐分。按照每1升水添加1～2克食盐的比例进行补给是最合理的。

有的人为了预防中暑，会大量饮用含有糖分的运动型饮料或其他饮料，但这样会有导致饮料综合征的危险。

正如前文中提到过的那样，含糖饮料中约含有10%的糖分，500毫升的甜味饮料中含有相当于10块方糖的糖分。

一口气喝含有这么多糖分的甜味饮料，会导致血糖值飙升，身体为了降低血糖就会大量分泌胰岛素，结果引发高胰岛素血症。

夏天为了预防中暑而大量饮用甜味饮料，胰脏会因为一直大量分泌胰岛素而疲惫不堪。身体也会陷入血糖值超过200毫克/分升的高血糖值状态，使胰脏更加不堪重负，产生恶性循环。

最终胰岛素无法正常发挥作用，细胞无法利用血糖，酮体增加，出现糖尿病酮症酸中毒。如果不及时治疗可能危及生命。

预防和治疗中暑的方法

喝什么？

➜ 0.1%～0.2%浓度的食盐水

（1升水中加入1～2克食盐）

推荐的饮水量？

➜ 学龄儿童、成年人及老人，每天500～1000毫升

➜ 幼儿每天300～600毫升

婴儿每1千克体重每天需补水30～50毫升

资料来源：日本急救医学会《中暑对策2015》

这就是所谓的饮料综合征。虽然控糖也会使酮体增加，但这种情况下胰岛素功能是正常的，所以非常安全。而持续的高血糖导致胰岛素无法正常分泌的状态下酮体增加则是非常危险的。

盐分摄取并不是越少越好

在全世界范围内，日本人以盐分（食盐）的摄取量高而闻名。

日本人摄取的盐分大多来自味噌、酱油等调味料，以及腌菜、鱼干等传统加工食品。现代的快餐等加工食品之中也含有大量的盐分。

日本人摄取盐分现状

每日盐分摄取量标准 ➡ **每日实际盐分摄取量**

男性8.0克以下 ➡ 男性11.0克

女性7.0克以下 ➡ 女性9.0克

欧美国家绝大多数人盐分摄取量每天不足 9.0 克

资料来源：厚生劳动省《日本人饮食摄取基准》

比如一杯味噌汤含盐 1.2 克，一颗梅干含盐 1.8 克，一条盐渍鲐鱼含盐 1.0 克。此外，一碗杯面含盐 5.0 克，一个奶酪汉堡含盐 2.5 克，一碗牛肉盖饭含盐 2.5 克，便利店里的一个鲑鱼饭团含盐 1.4 克（都是估算）。

在食品营养成分表中，盐分量一般都用"钠"来表示。但盐中含有钠离子与氯离子，所以**"钠量"并不等于"盐分量"**。

准确地说，应该按照以下的公式进行换算：

盐分量（克）= 钠量（毫克）× 2.54 ÷ 1000

盐分之所以被视为有害物质，是因为盐分与高血压有关。过量摄入盐分，会导致血液中钠的浓度上升。为了保证血液中的钠浓度维持在一定的范围内，血管会从周围吸收水分，导致血压上升。

多余的盐分作用于血管将引发动脉硬化，使血管收缩导致血压上升。

日本高血压学会给出的盐分摄取标准比厚劳省的标准更加严格，每天的盐分摄取量在 6 克以下。而世界卫生组织（WHO）在 2013 年制定的指导标准最为严格，为了规避高血压和心脏病的风险，WHO 强烈建议将每天的盐分摄取量控制在 5 克以下。

控糖的同时没必要控盐

过量摄取糖分会导致内脏脂肪堆积，而内脏脂肪过多则会分泌出导致血压升高的有害激素。

另外，过量摄取糖分后追加分泌的胰岛素会刺激交感神经，引发血管收缩，也容易使血压上升。此外，也会促进控制尿液排泄的肾脏对钠的再吸收，肾脏在吸收钠的同时吸收水分，会导致水肿和血压升高。

如果能够通过饮食控制糖分的摄取，那么胰岛素的分泌就会被控制在必要的最低程度，钠和水分也会通过肾脏变成尿排泄出去。这样一来内脏脂肪就会减少，血压也会随之降低。

我开始控糖前也患有高血压，但控糖半年后血压就恢复到正常水平了。

只要开始严格控糖，体重在短短几天的时间之内就能减轻 2 ～ 3 千克。这并不是因为体脂肪减少了，而是因为胰岛素不再过量分泌，人体将多余的水分排出，消除水肿的缘故。

在控糖的同时，可以不必控盐。如果同时控糖和控盐，可能会导致体内盐分不足，出现倦怠、疲惫、注意力不集中、头疼等症状。

控糖之后出现疲惫、懒得动的情况，绝大多数都是因为热量摄取不足。如果摄取了充足的热量却仍然出现同样的症状，那就很可能是因为盐分摄取不足。

我以前亲身测试过控盐的效果。

首先，我调整了热量的摄取量，然后对盐分的摄取进行了严格的限制，结果出现了头晕、倦怠、注意力不集中等症状。从我的亲身经历来看，在控糖的同时没必要过度控盐。

特别是在所有的饮食中都控糖的情况下，水分和盐分更容易被排泄出去，所以需要及时补水，正常摄取盐分。

也有研究表明不应该过度控盐。权威医学杂志《柳叶刀》指出，"高血压患者每天应该摄取 10 克左右的盐分，没有高血压的人每天应该摄取 15 克，每天摄取盐分不足 7.5 克反而有引发动脉硬化的风险"。

过去日本人每天的盐分摄取量在 20 克以上，因为高血压导致"脑出血"而死亡的情况十分常见。脑出血是脑内血管破裂出血导致的疾病。

在几乎吃不到肉类的时代，人们对蛋白质的摄取量普遍不足。因此以蛋白质为主要成分的血管很脆弱，容易在高血压的影响下出现脑出血。患有高血压、心脏病、肾病的人应该注意不要过量摄取盐分，而对于健康人来说，过分控制盐分的摄取未必对健康有好处。

糖分的摄取量越多，罹患心血管疾病死亡的风险就越高，而且总死亡风险也会提高。

——以日本人为对象的"NIPPON DATA 80"（日本数据，自1980年始）

从1980年到2009年，对9200名30岁以上的日本人（女性5160人、男性4040人）进行了29年的追踪调查，结果显示，糖分的摄取量越多，罹患心血管疾病死亡的风险就越高，而且总死亡风险也会提高。

- **糖分摄取最多的分组（占总摄取热量的72.7%）**
- **糖分摄取最少的分组（占总摄取热量的51.5%）**

共分为10个小组进行比较

结果发现，与糖分摄取最多的小组相比，糖分摄取最少的小组因心血管病死亡的风险降低到74%，总死亡风险降低到84%（男女综合数据）。特别是女性，因心血管病死亡的风险降低到59%，总死亡风险降低到79%。

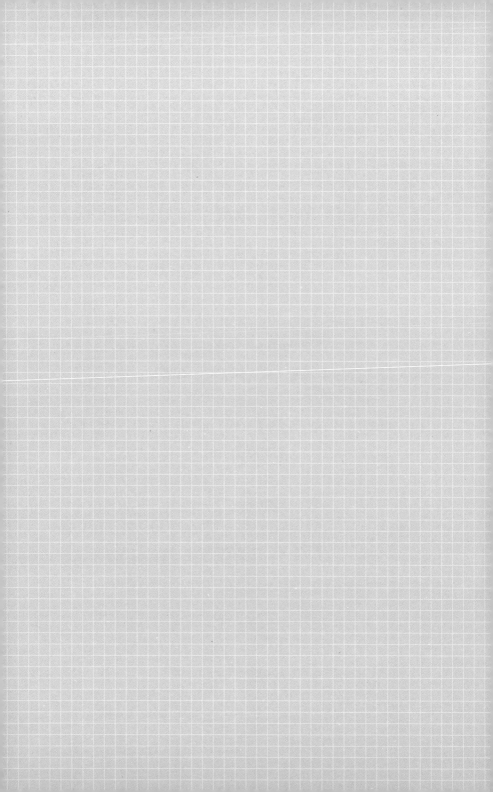

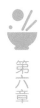

第六章

这些病都跟糖有关

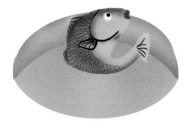

糖分过多会诱发生活习惯病

本书介绍的控糖饮食法,通过控糖和一日两餐半日断食,不仅可以迅速减掉内脏脂肪,还能让你远离多种疾病。

糖尿病、脑卒中、心脏病等生活习惯病,大多是由过量摄取糖分导致的餐后高血糖,血糖值忽高忽低导致的血糖值异常波动,以及持续过量分泌胰岛素导致的高胰岛素血症综合引起的。

生活习惯病完全可以说是"糖脂病"。只要改变过量摄取糖分的饮食习惯,就可以大幅降低罹患生活习惯病的风险。反之,即便坚持运动和采用"糙米鱼菜"的饮食法,如果不改掉过量摄取糖分的饮食习惯,也一样无法避免生活习惯病。

在开始控糖之前,深受内脏脂肪堆积和代谢综合征困扰的我就是最好的例证。

生活习惯病的本质就是糖脂病

（现代饮食习惯）大量摄取淀粉和容易吸收的葡萄糖，会导致血糖及胰岛素的值定期上升，容易引发糖尿病、冠状动脉疾病、癌症、衰老，对健康十分有害。

自从人类开始农耕以来，就以谷物作为主要的食物来源，但进化所需的时间很长，人类的消化器官尚未适应以谷物为主的食物。对于经过深加工的现代食物，更加不适应。

——（《人类营养学 基础·饮食·临床》第 10 版日文版，
细谷宪政、荒井综一、小林修平主编，医齿药出版，75 页）

被英国广泛用作医学教育教科书的《人类营养学》中提出的观点。

"生活习惯病"的命名者，圣路加国际医院名誉院长日野原重明先生，于 2017 年 7 月 18 日去世，享年 105 岁。

日野原先生在 100 岁高龄时仍然奋战在医疗工作第一线，从事临床医疗与教育等工作，并在全日本各地演讲。

日野原先生基本每天的糖分摄取量在 130 克以下。在总摄取能量中，糖分所占的比例只有 27%。

糖化和氧化是糖脂病的根源

糖脂病的根源，就是过量摄取糖分导致的糖化和氧化。

让我们先来看看糖化。所谓糖化，指的是葡萄糖等糖分经加热后与蛋白质结合的反应。

餐包的表面被烤箱烤成小麦色，牛肉饼在铁板上烤得恰到好处，实际上都是糖化反应。因为首先发现这一反应的人是法国人美拉德，所以在食品科学领域这一反应也被称为美拉德反应。

虽然餐包和牛肉饼会因为美拉德反应而变得更加美味，但如果美拉德反应出现在人体之内可就麻烦了。

摄取糖分使血糖值上升之后，血糖会使体温升高，在体内引起糖化反应。多余的糖分（葡萄糖）会与体内的蛋白质结合。

糖尿病检查的项目之一糖化血红蛋白（HbA1c），就是红细胞中的血红蛋白与葡萄糖相结合的糖化产物。

AGEs 导致糖脂病的风险

　　血糖值越高,高血糖持续的时间越长,产生和堆积 AGEs 的数量就越多。AGEs 导致糖脂病的风险是由"高血糖 × 持续时间"决定的。

　　糖化产生的 AGEs 积累过多,会给身体带来以下的不良影响:

➡ 堆积在血管造成动脉硬化

➡ 堆积在骨骼造成骨质疏松

➡ 堆积在晶状体(如同人眼的镜头)造成白内障

➡ 堆积在皮肤导致色斑、皱纹

➡ 导致失明、截肢或需要透析的糖尿病并发症

➡ 听力下降

　　HbA1c 是糖化的中间阶段。糖化继续发展,最终就会产生 AGEs。

　　处于糖化中间阶段的 HbA1c 有时候能够还原,也就是说,已经结合的糖分和蛋白质还会分离。

　　而一旦产生 AGEs,再想还原就非常困难。AGEs 会一直残留在我们的体内,使糖化的危害波及全身。所以这种残留物就被称为"晚期糖基化终末产物"。

控糖开始得越早,对预防糖脂病越有效。

　　堆积在体内的 AGEs 就像无法清偿的债务,一旦形成就难以消除,这是因为高血糖有记忆,这种无法消除的记忆也被称为高血糖代谢记忆。

糖尿病患者因为"高血糖 × 持续时间"很长，所以体内积累了大量的 AGEs，结果导致身体迅速衰老，寿命也会缩短近十年。

这都是高血糖代谢记忆导致的。

不仅是餐包和牛肉饼，所有加热后会出现美拉德反应的食物都含有AGEs。为了尽量减少食物中 AGEs 的摄取量，应该尽量避免吃直接用火烤或者炒的食物，多吃一些蒸煮类食物或者可以生吃的食物。

但我个人对食物加热产生的 AGEs 并不是很在意。因为通过食物摄取的 AGEs 并不会全都被身体吸收。况且人类的祖先正是因为学会了用火加热食物才延长了寿命，所以我认为加热食物产生的 AGEs 对人体的影响很小。

与之相比，**过量摄取糖分导致体内产生的 AGEs 更值得我们警惕。因为体内产生的 AGEs 更容易在体内堆积，破坏身体的健康。**

氧化应激加速衰老

诱发糖脂病的原因，既有糖化也有氧化。

氧化反应是由氧气引起的。被雨水淋湿的金属会生锈，就是氧化反应。在我们的体内也会发生同样的反应。

我们每天通过呼吸会摄入 500 升以上的氧气，其中大约 2% 会变为活性氧。

活性氧既具有杀灭细菌和病毒的有益一面,也有引发氧化反应的有害一面。

氧气通过人体细胞内的线粒体能够产生出大量的能量。控糖后的主要能量来源脂肪酸和酮体,都是通过氧气变成能量的。

虽然氧气对我们的身体来说必不可少,但也需要屏蔽有害的活性氧。因此在我们的体内存在着能够将活性氧无害化的抗氧化酶。

抗氧化酶包括 SOD (超氧化物歧化酶)、过氧化氢酶、过氧化物酶等。

在人体功能正常的情况下,活性氧引发的氧化反应和抗氧化酶引发的抗氧化反应会一直保持平衡。

但在过量运动或精神紧张导致活性氧大量产生,或者随着年龄增加抗氧化酶逐渐减少的情况下,人体内氧化与抗氧化的平衡就会被打破,使氧化反应占上风 (就好像身体逐渐生锈一样)。

这种氧化反应战胜抗氧化反应的状态被称为氧化应激,也是引发 "糖脂病" 的因素之一。

如果氧化应激严重,就会损伤人体内的蛋白质、脂肪、酶以及 DNA,加速身体的衰老。除了加速衰老之外,氧化应激还会诱发糖尿病并发症、动脉硬化、癌症、阿尔茨海默病等各种疾病。待这些疾病发病后,又会进一步提高氧化应激的风险,形成恶性循环。

导致活性氧增加的内部原因,也是前文中提到过的糖分摄取过多导

致的三大恶——餐后高血糖、血糖值异常波动、高胰岛素血症的组合。

只要尽可能减少饮食中糖分的摄取量，就能远离上述"三恶"。

导致活性氧增加的外部原因有紫外线（UV）、空气污染、化学物质、农药等，这些也应该尽量避免。

维生素和矿物质可抗氧化

人体分泌抗氧化酶的能力从 40 岁开始就会逐渐下降。因此，通过食物摄取抗氧化成分就变得非常重要。

而在控糖的食材中（蔬菜、海藻、大豆、坚果等）就含有丰富的抗氧化成分。其中最有效的成分就是维生素、矿物质以及植物营养素。接下来我将依次进行说明。

维生素与三大营养元素（蛋白质、脂肪、糖分）不同，虽然并不是能量源也不是人体的组成部分，但却与人体的成长和健康息息相关。维生素是使其他营养元素充分发挥作用的"润滑油"。虽然人体对维生素的需求量很少，但因为人体无法自主产生维生素，所以只能通过食物摄取。

在种类繁多的维生素中，抗氧化效果明显的有维生素 A、维生素 C 和维生素 E。

绿色蔬菜中富含的 β－胡萝卜素在进入人体后就会转变为维生素 A。

鸡蛋、奶酪、黄油、肝、鳗鱼等食物中也含有维生素 A。

绿色蔬菜中还含有丰富的维生素 C，青椒、彩椒、花茎甘蓝、花椰菜、荷兰芹、苦瓜中含量尤其丰富。针叶樱桃、猕猴桃等水果中也含有大量的维生素 C，但要注意不能摄取过量的糖分（果糖）。

大豆、坚果类、紫苏油中含有丰富的维生素 E。棉籽油、葵花籽油、红花油中也含有维生素 E，但这些植物油中含有大量的亚油酸，不能过量摄取。

矿物质和维生素一样，都是促进人体成长和健康必不可少的营养元素。但与维生素不同的是，矿物质同时也是组成人体的原材料。

矿物质还是产生抗氧化酶的原料，所以如果缺乏矿物质会导致抗氧化酶的活性下降。

在抗氧化酶的主力 SOD 之中，锌、铜、锰等矿物质必不可少。其中日本人最容易缺乏的就是锌，因此市面上有很多补锌的药品和食品销售。

富含锌的低糖食品有牛肉、肝、牡蛎、沙丁鱼、帕尔玛干酪、高野豆腐、螃蟹罐头、芝麻等。

植物营养素因红酒中的多酚而被世人熟知。多酚具有极高的抗氧化作用，红酒中的花色素苷、绿茶中的儿茶素、咖啡中的绿原酸都属于多酚。

红酒虽然属于酿造酒，但含糖量极低，所以佐餐时喝一两杯完全没问题。绿茶和咖啡（黑咖啡）都是含糖量很少的饮料。

维生素的种类

	维生素名称	1日所需量	富含的食物	缺乏导致的症状
水溶性维生素	维生素B₁	成年男性1.1毫克 成年女性0.9毫克	猪肉、鳗鱼	倦怠、易疲劳、心悸、气喘、头晕、浮肿、脚气
	维生素B₂	成年男性1.2毫克 成年女性1.0毫克	肝、鳗鱼、奶酪、鸡蛋、纳豆、牛奶	眼、鼻、口、皮肤等溃烂，口腔溃疡、口角炎
	维生素B₆	成年男性1.2毫克 成年女性1.0毫克	竹荚鱼、鲑鱼、旗鱼、肝、牛奶	脂肪肝、痉挛、过敏
	烟酸	成年男性12毫克NE（烟酸当量） 成年女性9毫克NE	五条鰤鱼、鲣鱼、沙丁鱼、肝	神经衰弱、糙皮病（以皮炎、腹泻及精神错乱等为主要症状）
	泛酸	成年男女均5毫克	鸡蛋、奶酪、鲑鱼子	手脚麻痹、疼痛、疲劳
	叶酸	成年男女均200微克	肝、菠菜、莫洛海芽、毛豆、草莓	贫血、口腔溃疡
	维生素B₁₂	成年男女均2微克	牛肉、牡蛎、沙丁鱼、海苔、鲑鱼子、鳕鱼子	贫血、口腔溃疡、神经衰弱
	维生素H	成年男女均50微克	鸡蛋、肝、牛奶、大豆	贫血、失眠、湿疹、脱发
	维生素C	成年男女均85毫克	青椒、彩椒、花茎甘蓝、花椰菜、荷兰芹、苦瓜	坏血病（皮肤或牙龈出血、贫血、衰弱等症状）、感冒、疲劳
脂溶性维生素	维生素A	成年男性600微克视黄醇活性当量（RAE） 成年女性500微克视黄醇活性当量	鸡蛋、奶酪、黄油、肝、鳗鱼	夜盲症、角膜干燥、皮肤干燥、粉刺、成长缓慢
	维生素D	成年男女均5.5微克	鲑鱼、鲣鱼、沙丁鱼、银鱼、香菇、舞菇	佝偻病（骨骼异常、肌张力下降、蛙腹等症状）、骨软化症、动脉硬化
	维生素E	成年男性6.5毫克 成年女性6.0毫克	大豆、坚果、紫苏油	色斑、雀斑、畏寒、不孕、流产、痛经
	维生素K	成年男女均150微克	纳豆、紫苏、花茎甘蓝、莫洛海芽、裙带菜、菠菜、绿茶	新生儿出血症、颅内出血

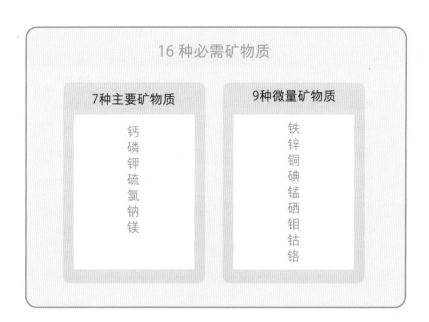

16 种必需矿物质

7种主要矿物质	9种微量矿物质
钙 磷 钾 硫 氯 钠 镁	铁 锌 铜 碘 锰 硒 钼 钴 铬

　　除了多酚之外，西红柿里的番茄红素、花茎甘蓝里的萝卜硫素、菠菜里的叶黄素、韭菜和洋葱里的蒜氨酸等植物营养素都具有抗氧化的作用。

　　这些蔬菜的含糖量都很少，应该尽量多吃一些。

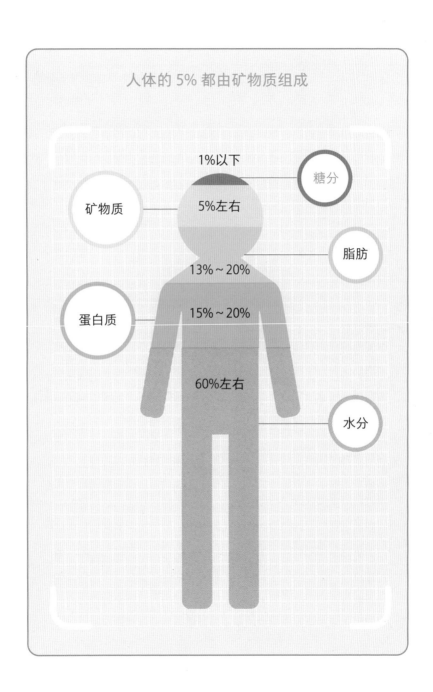

人体的 5% 都由矿物质组成

1%以下
糖分

矿物质
5%左右

脂肪
13%～20%

蛋白质
15%～20%

60%左右

水分

不少癌症是不健康饮食导致的

现代日本人中每两人就有一个人罹患癌症,每三人中就有一人死于癌症。

有些癌症实际上也是一种糖脂病。

癌症分为"生活习惯病型"和"感染症型"。其中生活习惯病型癌症就属于糖脂病。

生活习惯病型癌症主要由不健康饮食、肥胖、吸烟、喝酒等因素引起,包括肺癌、大肠癌、乳腺癌、胰腺癌、肾癌、食管癌、子宫内膜癌、胆囊癌等。

感染症型癌症主要由细菌和病毒感染导致,比如幽门螺旋杆菌导

日本人癌症罹患率前三名		
	男性	**女性**
第一名	胃癌	乳腺癌
第二名	大肠癌	大肠癌
第三名	肺癌	胃癌

资料来源:日本国立癌症研究中心"2018年癌症统计预测"。

致的胃癌、乙肝病毒和丙肝病毒引起的肝癌、人乳头瘤病毒导致的宫颈癌等。

那么糖分和癌症之间又有什么关系呢？

近年来的研究发现，癌细胞的能量源只有血糖（葡萄糖），癌细胞无法像正常细胞那样通过脂肪酸和酮体获得能量。

虽然诱发癌症的原因极其复杂，但最根本的原因是氧化应激。

癌细胞是正常细胞的遗传基因受损后产生的细胞（遗传基因损伤不是一次性的，而是长时间积累的结果）。

餐后高血糖、血糖值异常波动以及高胰岛素血症都会加大氧化应激，

罹患癌症的风险

糖尿病患者比健康人罹患癌症

的风险高20%～30%。

（2006年，日本国立癌症研究中心JPHC研究）

血液中C肽值（反映胰岛素水平）高的男性罹患大

肠癌的风险，是正常男性的3倍。

（2007年，厚生劳动省研究班）

使遗传基因受到伤害，从而引发癌变。国际糖尿病联合会以多项可靠的流行病学调查为依据，得出"餐后高血糖与癌症有关"的结论。

AGEs 与癌症的转移也有关系。当癌细胞与 AGEs 结合之后，就会向周围的间质组织传递信号，促进癌细胞的转移。

胰岛素有促进细胞生长的作用，能够加速癌细胞的生长，所以高胰岛素血症患者罹患癌症的概率也很高。

通过控糖，可以有效地降低氧化应激反应，从而达到预防癌症的效果。

因纽特人的悲剧启示

我们的祖先一直在限制糖分的摄取，到了可以从大米和小麦等谷物中摄取糖分的现代，许多人都深受糖脂病的困扰。但凡事都有例外，有一个民族和我们的祖先一样，长期坚持着控糖的饮食习惯，那就是因纽特人。

因纽特人大多居住在北美的阿拉斯加、加拿大、格陵兰岛等北极地区。一直到 20 世纪初期的 4000 余年间，他们都过着没有谷物和蔬菜，几乎摄取不到糖分的生活。可以说是长期控糖的实践者。

因纽特人的主食是狩猎得来的生肉和生鱼。除了海里的鱼类之外，海豹、鲸鱼、海象等海洋大型哺乳类动物，陆地上的驯鹿、兔子、野鸟等也

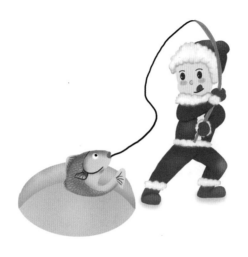

都是他们的食物。

　　他们生吃猎物的肉和内脏，除了能够获取蛋白质和脂肪之外，还能获取维生素和矿物质等人体必需的微量元素。

　　曾经有专家对 1855 年的成年因纽特人的食物进行了计算，发现他们三大营养元素的摄取比例为"蛋白质 47.1%、脂肪 45.5%、糖分 7.4%"（热量比）。

　　高雄医院的控糖饮食法是"蛋白质 32%、脂肪 56%、糖分 12%"（热量比），可见**当时因纽特人的饮食比高雄医院的控糖饮食法摄取的糖分更少。在当时的因纽特人中几乎没有癌症这种疾病。**

　　后来因纽特人的饮食习惯发生了巨大的变化。

和欧美人开始毛皮交易之后，因纽特人得到了小麦，"无发酵面包"很快普及开来。因纽特人也终于开始摄取糖分。

结果在 1976 年的调查中，因纽特人三大营养元素的摄取比例变成了"蛋白质 23%、脂肪 39%、糖分 38%"（热量比），**在 120 余年间因纽特人糖分的摄取比例提高了约 4 倍**。

随着和欧美人的交流越发频繁，糖分的摄取量也越来越多，在因纽特人之中也出现了癌症患者。

最初出现的只有感染型癌症患者。主要是由疱疹病毒家族的一员 EB 病毒的传播引起。因纽特人对 EB 病毒没有免疫力，因此 EB 病毒导致的鼻癌、喉癌、唾液腺癌等病例迅速增加。

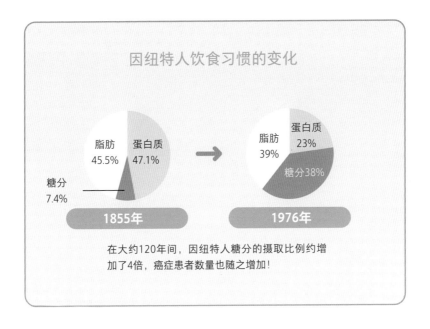

因纽特人饮食习惯的变化

脂肪 45.5%　蛋白质 47.1%

糖分 7.4%

1855年　➡　**1976年**

脂肪 39%　蛋白质 23%　糖分38%

在大约120年间，因纽特人糖分的摄取比例约增加了4倍，癌症患者数量也随之增加！

随后生活习惯病型癌症患者也开始出现。到了 20 世纪 50 年代，肺癌、大肠癌、乳腺癌等癌症在因纽特人中也越来越多。

癌症的增加与吸烟和饮酒等不良生活习惯的渗透有着很大的关系。但日常饮食中糖分摄取比例的大幅增加，也是导致生活习惯病型癌症增加的重要因素。

糖尿病并发症最怕糖

糖尿病中最可怕的就是并发症。导致并发症的元凶之一是前文中多次提到过的 AGEs，其实糖尿病并发症也与糖脂病密切相关。

糖尿病有三种非常可怕的并发症，分别是糖尿病神经病变、糖尿病视

糖尿病不及时治疗会引发严重的后果

每年至少有3000人因糖尿病神经病变截肢

每年至少有3000人因糖尿病视网膜病变失明

每年至少有16000人因糖尿病肾脏病变

开始人工透析

网膜病变、糖尿病肾脏病变。

首先出现的是糖尿病神经病变（以下简称神经病变）。快的话在病发 2 ~ 3 年后出现，通常在 5 ~ 10 年后出现。

神经病变是由神经以及为神经提供氧气和营养的毛细血管被 AGEs 损伤后引起的。

神经病变首先从位于神经末梢、血管很细的手部和足部开始。神经被麻痹后，即便受到损伤也难以觉察。结果就是，当伤口出现细菌感染也难以及时发现。加之高血糖还会减缓血液循环，导致免疫力下降，最终细菌感染导致的溃疡和坏疽将发展为不得不截肢的糖尿病足部病变。

其次出现的并发症是糖尿病视网膜病变。一般在糖尿病发病 5 年后出现。

糖尿病视网膜病变（以下简称视网膜病变），是由视网膜血管被 AGEs 损伤引发的。

视网膜病变的初期症状有出血、白斑、视网膜浮肿等，随后出现胶状体的玻璃体出血，引发视网膜脱落，最终导致失明。

就成年人而言，视网膜病变是仅次于青光眼的第二大失明因素。糖尿病患者除了需要控糖之外，还应该定期进行眼底检查，确认视网膜的状态。

最后出现的并发症是糖尿病肾脏病变。一般在糖尿病发病 5 ~ 10 年后出现。

肾脏中含有大量过滤血液的肾小球，它们是一团球状的毛细血管网。

肾小球被 AGEs 损伤后就会出现糖尿病肾脏病变（以下简称肾脏病变）。

肾脏病变会导致肾小球失去过滤功能，只能进行人工透析来维持血液正常。接受人工透析的患者的 5 年生存率只有 60%（当然，这也和糖尿病患者高龄化有关），和癌症患者的 5 年生存率不相上下。因此**糖尿病如果发展到了需要人工透析的阶段，就相当于罹患癌症一样，对此绝对要重视**。

牙垢也以糖为营养

龋齿和牙周病是导致掉牙的两大主要原因。这也是由频繁、过量摄取糖分引起的。

导致龋齿和牙周病的直接原因是牙垢。牙垢并不是单纯的食物残渣，而是活菌的集合体（活菌占总重量的 80%）。每 1 毫克牙垢之中含有 10 亿个细菌。

牙垢中的细菌以糖分为营养源不断滋生。如果对牙垢置之不理，细菌不断分解糖分产生酸和毒素，就会造成龋齿和牙周病。

虽然现在日本人出现龋齿的情况越来越少，但患牙周病的数量却越来越多。据说 40 岁以上的人口中有 80% 都患有牙周病。

牙周病是一种慢性炎症，其不良影响可能会波及全身。

导致牙周病的细菌蔓延到全身，引发动脉血管炎症，也是导致动脉硬

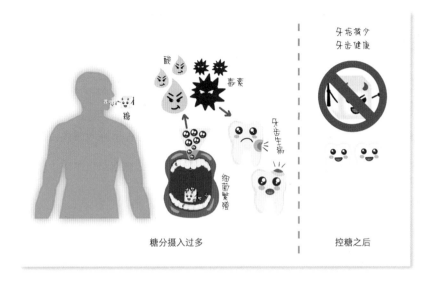

酸 毒素 糖 细菌繁殖 牙齿生病

牙垢减少 牙齿健康

糖分摄入过多 | 控糖之后

化的原因之一。

患有牙周病的人因脑部动脉硬化导致脑梗死的风险是健康人的
2.8 倍。

我即将 70 岁，没有一颗虫牙，也没有牙周病。牙科医生给我的评价是"非常完美"。

为了预防龋齿和牙周病，用牙刷和牙间隙刷等来护理牙齿和牙龈是很重要的。

我每天早晨都会用牙间隙刷和超声波牙刷刷牙（3 分钟左右），午饭和晚饭之后用普通牙刷刷牙 30 秒，每年洗一次牙去除牙垢。

我之所以能够在这个年纪仍然保持一口好牙，除了认真地对牙齿进

牙周病的症状

☑ 早晨起来嘴里感觉黏糊糊的

☑ 刷牙的时候出血

☑ 有口臭

☑ 牙龈红肿

☑ 感觉牙齿变长了（牙龈萎缩）

行保养之外，跟控糖也有很大的关系。

如果糖分摄入过多，细菌就会以糖分作为营养源大量繁殖，使牙垢越来越多。控糖之后，因为糖分减少，细菌没有了能量来源，牙垢自然也不容易堆积。

旧石器时代没有龋齿

在不过量摄取糖分的时代，龋齿和牙周病都十分少见。

日本旧石器时代的人（9 万年前 ~ 1.6 万年前），主要以狩猎瑙曼象、猛犸象、北海道鹿为生，这些肉之中几乎不含糖分，所以那个时代的人也几乎没有龋齿（虽然无法确认牙龈的状态，但估计牙周病的数量也很少）。

绳文人以狩猎、采集和捕鱼为生,能够吃到在森林中捡到的橡实和栗子。这些食物中含有一定的糖分,因此绳文人龋齿的数量增加也没什么好奇怪的。

新潟县立看护大学的藤田尚副教授对从 13 个绳文时代的遗址中出土的 195 具遗骸的 3295 颗牙齿进行了检查,发现龋齿的比例为 8.2%。

即便在绳文时代,北海道居民的龋齿率也只有 2.4%,与因纽特人和印第安人相当。因为北海道以针叶林为主,橡实和栗子很少,北海道的绳文人主要以狩猎和捕鱼为生,所以龋齿率很低。

进入农耕社会之后,人类摄取的糖分逐渐增加,龋齿率也迅速增加。 据一项研究报告,在日本开始农耕的弥生时代的遗址中,山口县土井滨遗址的古人龋齿率为 19.7%,佐贺县三津永田遗址的古人龋齿率为 16.2%。这些都是糖分导致的。

骨质疏松是糖氧化造成的

随着人口的老龄化,出现骨质疏松症状的人也越来越多。据推测,日本有 1300 万骨质疏松患者,其中大约 1000 万是女性。

之所以女性患者居多,是因为女性比男性的骨骼更细更弱,再加上绝经和年龄增长,导致保持骨骼强度的雌激素分泌陷入停滞状态。

骨质疏松尤其容易出现在脊柱和大腿根部,老年人因摔倒导致骨折后，大多需要卧床，需要人照护，结果常常会并发认知功能障碍。

很多人认为骨质疏松症是无法避免的衰老现象，但事实上并非如此。

骨质疏松症是一种病理性的老化过程，是能够预防的疾病，而且还是过量摄取糖分导致的糖脂病的一种。

说起骨质疏松症，可能很多人首先想到的是钙质不足。骨骼的主要成分是以钙为主的矿物质，因此促进钙质吸收的维生素 D 也是不可或缺的。**导致骨质疏松症的除了钙质不足之外，还有过量摄取糖分产生的 AGEs。**

骨骼的主要成分除了钙之外，还有胶原蛋白（纤维状的蛋白质）。胶原蛋白约占骨骼重量的 20%。如果以建筑物来比喻的话，胶原蛋白就相当于钢筋，钙等矿物质则相当于混凝土。不管混凝土多么坚固，如果钢筋不够结实，建筑一样会倒塌。

骨质疏松症的病因是糖分的过量摄取

导致骨骼衰老的主要原因
是氧化应激和糖化应急产生的
晚期糖基化终末产物（AGEs）。

资料来源：《骨质疏松的预防与治疗指导手册（2015 年版）》，日本骨质疏松症学会等编。

如果糖分过多导致高血糖一直持续，糖分就会附着在骨胶原上，生成 AGEs。AGEs 会改变胶原蛋白的结构，使其与钙的结合减弱。

健康的骨骼中胶原蛋白具有适度的柔韧性，从而保持骨骼的强韧。而被 AGEs 改变结构之后，胶原蛋白就失去了韧性，变得又硬又脆，一旦受到冲击就容易折断。

骨骼中胶原蛋白的寿命长达 10 年，因此 AGEs 化的胶原蛋白不断累积，时间长了会使骨骼更加脆弱。这还会抑制合成骨骼的成骨细胞的正常工作，导致骨骼更加脆弱。

要想避免出现骨质疏松的症状，通过控糖减少 AGEs 的出现是先决条件。

此外，每餐都要从肉类、鱼贝类、鸡蛋、大豆及大豆制品等食物中摄取一定的蛋白质。它们是构成骨胶原的蛋白质来源，含糖量都很少。

在摄取蛋白质的同时，还应该摄取钙质和维生素 D。

牛奶、奶酪、酸奶、虾干、鱼干、柳叶鱼、木棉豆腐、纳豆、大豆（水煮）、小松菜、茼蒿、京水菜、莫洛海芽、油菜等食材都含有钙质。其中除了牛奶之外含糖量都很少，应该尽量多吃。

成年人对钙的吸收率只有 30%，即使特意吃，也有 70% 无法吸收。因此在摄取钙质的同时，还要摄取维生素 D 来促进小肠对钙的吸收。

富含维生素 D 的食物有鲑鱼、沙丁鱼、秋刀鱼、干香菇、舞菇等，它们的含糖量都很少。除了通过食物摄取之外，晒太阳也可以使皮肤中的胆固醇合成维生素 D。

动脉硬化是细胞糖化堆积

日本人的死亡原因排在第一位的是癌症，紧随其后的就是心肌梗死等心脏病，脑梗死等造成的脑卒中则排在第四位。导致心脏病和脑卒中的最主要因素就是动脉硬化。

在医学上，动脉内腔狭窄变硬导致血栓的情况被统称为动脉硬化。

一直以来，人们都认为动脉硬化是由胆固醇等动物脂肪导致的，但现在这一观点已经被证实是错误的。现代科学研究发现，**过量摄取糖分会增加动脉硬化的风险，而控糖后出现动脉硬化的风险则大幅降低。**

最常见的动脉粥样硬化，是因为血管中出现了一种被称为斑块的柔软的瘤状物。

牙齿上的斑块（牙垢）主要由细菌组成，而血管中的斑块则是由氧化的低密度脂蛋白胆固醇以及以此为食的白细胞的残骸组成。

血管斑块很容易破裂，破裂后就会形成血栓堵塞动脉，引发心肌梗死和脑梗死。

如果过量摄取糖分引发餐后高血糖，覆盖在动脉内侧的细胞就会糖化，堆积 AGEs。而 AGEs 又会加快动脉硬化的速度，引发恶性循环。此外，AGEs 也会加重氧化应激反应，促进低密度脂蛋白胆固醇的氧化，使斑块变大。AGEs 与血管壁的细胞结合后还会引发炎症。斑块发炎后更会加速动脉硬化的进程。

经常过量摄取糖分导致胰脏追加分泌胰岛素，还会使胰岛素效果减弱，出现胰岛素抵抗，而胰岛素抵抗也会增大动脉硬化的风险。

通过控糖抑制 AGEs 的产生，可以有效抑制氧化应激反应和炎症的发生，也不容易引发胰岛素抵抗，从而降低出现动脉硬化的风险。

坚持控糖还可以降低空腹时血液中的甘油三酯值。因为控糖使我们的身体变为积极利用脂肪酸和酮体作为能量来源的体质，在睡眠的时候身体就会将甘油三酯转变为脂肪酸和酮体。

血液中的甘油三酯值降低后，会使胆固醇中容易进入血管壁引发氧化反应的低密度脂蛋白胆固醇减少甚至消失，只留下体积较大、比重较轻的好的胆固醇高密度脂蛋白胆固醇。这就相当于从根本上解决了动脉硬化的问题。

认知功能障碍也是糖脂病的一种

在经济合作与发展组织（OECD）公布的 2017 年医疗相关报告中，日本患有认知功能障碍的比例，在 OECD 35 个成员国中排在首位。日本的患病率为 2.33%，远远高于 OECD 平均患病率 1.48%。

如果只看老年人，患病率的数值还会进一步提升。**日本 65 岁以上老年人中，每 7 人就有 1 人（约 462 万人）是认知功能障碍患者。**预计这一比率在 2025 年将增长至每 5 人就有 1 人（约 700 万人）。

日本认知功能障碍患者的 50% ~ 60% 都是阿尔茨海默病患者，这是由 β－淀粉样蛋白和 Tau 蛋白在大脑中堆积，损伤正常神经细胞导致的疾病。除此之外还有莱维小体病（约占全体的 20%），以及脑血管堵塞引起的脑血管性认知功能障碍（约占全体的 15%）。

认知功能障碍的发病率随着年龄的增长而上升。衰老是导致认知功能障碍的主要原因，日本之所以认知功能障碍的发病率高，和日本是老龄化社会有很大的关系。

但衰老并不是导致认知功能障碍的唯一原因。**认知功能障碍也是糖脂病的一种，过量摄取糖分也会提高发生认知功能障碍的风险。**

正如前文中提到过的那样，过量摄取糖分会导致高胰岛素血症，大脑中分解胰岛素的酶会忙于分解胰岛素，无暇分解会导致阿尔茨海默病的 β－淀粉样蛋白。

因为脑血管堵塞导致的脑血管性认知功能障碍，也与糖分过多导致的动脉硬化有着很深的联系。

以九州大学为中心的研究团队，在福冈县久山町进行的一项研究证明了上述观点。该团队从 1985 年到 2012 年，对久山町 65 岁以上的老人进行了 5 次认知功能障碍的相关调查。结果发现，老年人认知功能障碍的发病率从 6.7% 上升到 17.9%，其中阿尔茨海默病患者的数量增加了 9 倍。

出现这种情况的原因在于糖分摄取过多导致的糖尿病的增加。

久山町研究团队在 1988 年到 2002 年的 14 年间对当地居民进行了

运动疗法和饮食疗法（不控糖，只限制热量摄取的传统糖尿病饮食疗法）的指导，却出现了糖尿病患者增加的失败结果。

男性糖尿病患者的比例从 15% 增加到了 23.6%，女性从 9.9% 增加到了 13.4%。

因为糖尿病患者患阿尔茨海默病的风险是健康人的两倍，所以糖尿病患者增加也是导致久山町阿尔茨海默病患者激增的原因。

眼睛晶体的蛋白是被糖"吃掉"的

发病率随着年龄的增长而提高的疾病还有白内障。

白内障是由于眼睛部位的晶状体蛋白质变性发生混浊导致的。患病率随着年龄的增长而增加，50 岁以上人群患白内障的概率为 50%，80 岁以上的人群中，这个数字就上升到 80%。如果不及时治疗白内障，患者就会有失明的危险。

白内障并非只是衰老引发的疾病，和高血糖产生的 AGEs 也有关系。

人的晶状体的直径大约 10 毫米、厚约 4 毫米，上面整齐地排列着无色透明的晶体蛋白。

高血糖产生的多余糖分如果附着在这些晶体蛋白上，就会产生 AGEs。AGEs 会改变晶体蛋白的结构，使其透明度下降，变得浑浊。这会导致光线穿过晶状体时发生散射，使我们的视野变得模糊，看东西出现重影。由于 AGEs 是褐色的，这也会严重影响晶状体的透明度，使我们看不清东西。

虽然人体内绝大多数的蛋白质都会定期代谢，但晶体蛋白是永远也不会代谢的。

晶状体的细胞一旦生成晶体蛋白，就会失去合成晶体蛋白的功能，所以晶体蛋白不会被代谢。

白内障之所以随着年龄的增长而增加，就是因为不断积累的 AGEs 附着在晶体蛋白上带来的损伤。并不单纯是因为眼睛的老化。

遗憾的是，现在的医疗手段还无法将堆积在晶体蛋白上的 AGEs 去除。但**只要尽早控糖，就可以避免 AGEs 的堆积，从而降低上了年纪之后罹患白内障的风险。**

此外，过度的紫外线（UV）照射导致的氧化也可能会使晶体蛋白产生 AGEs。所以适当进行日光浴以补充维生素 D 固然重要，但在紫外线比较强的季节一定要注意戴上防晒系数高的太阳镜保护眼睛。

糖分摄取比例越低,患心脏病的风险越低。

——2006 年《新英格兰医学杂志》刊登的哈佛大学的"队列研究"

1980 年,研究团队针对美国 8 万名女护士做了一项关于饮食的问卷调查(调查对象是护士,可保证问卷调查的准确率)。

根据问卷调查的结果,参与者按照碳水化合物摄取率由低到高分为 10 个小组(原论文中使用的是"碳水化合物"的说法,相当于本书中所说的"糖分")。

- 排名最低的小组摄取的碳水化合物占总摄取能量的 36.8% ± 6.1%
- 排名最高的小组摄取的碳水化合物占总摄取能量的 58.8% ± 7.0%

20 年后的 2000 年,研究团队又对这 10 组参与者进行了分析,结果发现碳水化合物摄取率最低、蛋白质和脂肪摄取较多的小组,患冠状动脉疾病(心脏病)的概率没有变化。

之前人们认为减少糖分摄取,相应增加脂肪摄取量,会导致冠状动脉疾病增加,但这项针对 8 万人的长达 20 年的追踪调查彻底颠覆了传统的观点。

结语

　　看完本书，大家对控糖和一日两餐半日断食的饮食法有什么看法呢？关于这种饮食法的安全性和效果，我已通过自己的亲身实践（还在进行中）进行了验证，同时也有很多值得信赖的科学依据佐证。

　　如今，仍然有反对控糖的批判派存在。我个人认为，关于控糖饮食的是非争议的，美国糖尿病学会的意见至关重要。

　　对全世界的糖尿病研究产生巨大影响的美国糖尿病学会，在2007年之前都没有在糖尿病的饮食疗法中推荐控糖。但在2008年发表的《饮食疗法相关声明2008》中，美国糖尿病学会承认了控糖饮食对减肥的效果，提出"对于希望减肥的糖尿病患者，推荐低热量或者低碳水化合物饮食"。

　　到了2011年，美国糖尿病学会又认可了控糖饮食对肥胖的糖尿病患者的有效性。

　　2013年，在《成人糖尿病患者饮食疗法相关声明》中，美国糖尿病学会强调没有对所有糖尿病患者都适用的饮食法，认为患者应该根据自身情况选择合适的饮食方法。

在其列举的饮食法中，有地中海饮食法、素食饮食法、低脂饮食法、DASH 饮食法（预防高血压的饮食法，增加钙、镁等矿物质的摄取，减少盐分的摄取）以及控糖饮食法。

这意味着美国糖尿病学会正式认可了控糖饮食法的长期有效性和安全性。控糖饮食法也因此得到全世界的认可。

另外，日本糖尿病学会 40 年来一直将限制热量摄取量的饮食法作为独一无二的饮食法推荐，这对患者造成了不利的影响，实在是非常遗憾。幸运的是，未来似乎会有转机。

日本糖尿病学会理事长门胁孝先生在东京大学研究生院从事糖尿病的研究与治疗工作。我在 2017 年的时候，曾经和他以及医学杂志《医与食》的主编渡边昌先生一起进行了一次对谈。他说，东大医院在 2015 年开始提供糖分摄取比例为 40% 的糖尿病治疗餐，还说他自己也在亲身实践糖分摄取比例为 40% 的"轻度控糖饮食法"。

希望今后日本糖尿病学会也能转变态度,像美国糖尿病学会那样承认控糖的作用。

这样做不仅能够拯救为数众多的糖尿病患者,还可以使能够有效减少内脏脂肪和预防糖脂病的控糖饮食法得到普及。

请看本书最后部分的附录,上面有食品中所含糖分的一览表。只要大家参考这份一览表,坚持在日常的饮食中控糖,就能迅速减掉内脏脂肪,过上防病于未然的健康生活。

高雄医院理事长 江部康二

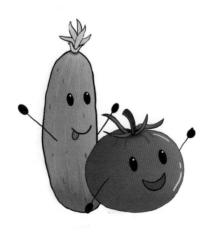

控糖是最有效的减肥方法。

——2008 年 7 月《新英格兰医学杂志》刊登的 "DIRECT"

"DIRECT" 是将 332 名以色列的成人肥胖患者分为以下三组，在 2 年间进行的对比研究。

- 低脂饮食法（限制热量摄取）：女性 1500 千卡、男性 1800 千卡
- 地中海饮食法（限制热量摄取）：女性 1500 千卡、男性 1800 千卡
- 控糖饮食法（不限制热量摄取）

· 地中海饮食法 = 以橄榄油、坚果、鱼类、水果为主，希腊南部、意大利南部等地中海沿岸国家的传统饮食。

· 控糖饮食法 = 在美国大受欢迎的阿特金斯减肥法，最初的两个月每天摄取的糖分控制在 20 克以下，之后逐渐增加到每天 120 克。

对这三组参加者进行为期 2 年的追踪调查的结果表明，采取控糖饮食法一组的体重减少得最多。而且在三组参加者中，只有控糖组血液中的甘油三酯减少了，而对人体有益的高密度脂蛋白胆固醇增加了。

尤其值得注意的是，控糖组虽然并没有限制热量的摄取，但实际上摄取的能量和其他两组一样都有所减少。因为减少糖分摄取的同时增加了蛋白质和脂肪的摄取，使人很容易产生饱腹感，从而避免了多余的热量摄取。

附录：食品含糖量表

食品名	常用量（g）	热量（kcal）	糖分（g）	蛋白质（g）	每100g含糖量	标准
糙米	170	600	121.2	11.6	71.3	1量杯
精米	170	609	131.1	10.4	77.1	1量杯
胚芽精米	170	607	126.7	11.1	74.5	1量杯
发芽糙米	170	605	121.0	11.1	71.2	1量杯
糙米饭	150	248	51.3	4.2	34.2	1餐
精米饭	150	252	55.2	3.8	36.8	1餐
胚芽精米饭	150	251	53.4	4.1	35.6	1餐
发芽糙米饭	150	251	49.8	4.5	33.2	1餐
全粥（精米）	220	156	34.3	2.4	15.6	1餐
五谷	30	107	19.5	3.8	65.1	
五分粥（精米）	220	79	17.2	1.1	7.8	1餐
稀粥（精米）	200	42	9.4	0.6	4.7	1餐
糙米全粥	220	154	32.1	2.6	14.6	1餐
年糕	50	117	25.2	2.0	50.3	1个
红豆饭	120	228	48.4	5.2	40.3	1碗
烤年糕	90	189	41.2	2.9	45.8	1根
米粉	70	264	55.3	4.9	79.0	1人份

食品名	常用量（g）	热量（kcal）	糖分（g）	蛋白质（g）	每100g含糖量	标准
面包片	60	158	26.6	5.6	44.4	1片
压缩饼干	12	47	9.1	1.1	75.7	5个
法式面包	30	84	16.4	2.8	54.8	1块
黑麦面包	30	79	14.1	2.5	47.1	1片
葡萄面包	60	161	29.3	4.9	48.9	1个
面包卷	30	95	14.0	3.0	46.6	1个
羊角面包	30	134	12.6	2.4	42.1	1个
英国松饼	60	137	23.8	4.9	39.6	1个
馕	80	210	36.5	8.2	45.6	1个
百吉圈	95	261	49.2	9.1	52.1	1个
乌冬面（煮）	250	263	52.0	6.5	20.8	1团
挂面	50	178	35.1	4.8	70.2	1捆
中华面（生）	130	365	69.7	11.2	53.6	1团
中华面（蒸）	170	337	62.1	9.0	36.5	1团
荞麦面（煮）	170	224	40.8	8.2	24.0	1团
通心粉（干）	10	38	7.1	1.2	71.2	1餐
意大利细面条（干）	80	303	57.0	9.8	71.2	1人份
意大利面（生）	130	321	59.0	10.1	45.4	1人份
饺子皮	6	17	3.3	0.6	54.8	1片
烧卖皮	3	9	1.7	0.2	56.7	1片
玉米片	25	95	20.3	2.0	81.2	1人份
荞麦粉	50	181	32.7	6.0	65.3	1杯=120g

食品名	常用量（g）	热量（kcal）	糖分（g）	蛋白质（g）	每100g含糖量	标准
小麦粉（低筋）	9	33	6.6	0.7	73.3	1大匙
小麦粉（高筋）	15	55	10.4	1.8	69.0	
薄烤饼	15	55	10.9	1.2	72.6	
米粉	15	56	12.2	0.9	81.3	
米粉面包	55	140	27.7	1.9	50.4	
米粉面条	70	186	40.3	2.5	57.5	
米曲					57.8	
黑麦、全麦粉	15	50	8.6	1.9	57.4	
面筋	7	11	1.8	0.9	35.7	1个
麦麸	5	19	2.7	1.4	53.2	12个
面包粉（干）	3	11	1.8	0.4	59.4	油炸用
上新粉	3	11	2.3	0.2	77.9	1小匙
白玉粉	9	33	7.2	0.6	79.5	1大匙
道明寺粉	12	45	9.6	0.9	79.7	1大匙
玉米片	10	38	8.1	0.8	81.2	
菊芋	50	18	6.4	1.0	12.8	
魔芋	50	3	0.1	0.1	0.1	1餐
地瓜	60	84	18.2	0.5	30.3	1/3~1/4个
芋头	50	29	5.4	0.8	10.8	1个 约60g
土豆	60	46	9.8	1.0	16.3	1/2个
炸薯条	50	119	14.7	1.5	29.3	
薯蓣	50	33	6.5	1.1	12.9	1/9个

食品名	常用量（g）	热量（kcal）	糖分（g）	蛋白质（g）	每100g含糖量	标准
日本芋头	50	62	12.3	2.3	24.6	
雪莲果	50	27	5.7	0.3	11.3	
日本薯蓣	50	61	12.4	1.4	24.7	
木薯淀粉（煮）	20	12	3.0	0.0	15.2	
葛根粉	20	69	17.1	0.0	85.6	
片栗粉	3	10	2.4	0.0	81.6	1小匙=3g
玉米淀粉	2	7	1.7	0.0	86.3	1小匙=2g
葛根粉丝（干）	15	53	13.0	0.0	86.8	火锅1餐份
绿豆粉丝	10	36	8.3	0.0	83.4	拌菜1餐份
粉丝	10	35	8.5	0.0	85.4	拌菜1餐份
小豆（干）	10	34	4.1	2.0	40.9	
小豆（煮）	20	29	2.5	1.8	12.4	
豆沙馅	20	31	4.1	2.0	20.3	
豆沙粉	20	77	7.8	5.2	39.2	
带皮豆馅	20	49	9.7	1.1	48.3	
芸豆（干）	10	33	3.9	2.0	38.5	
豌豆（煮）	30	44	5.3	2.8	17.5	
蚕豆（干）	20	70	9.3	5.2	46.6	
油炸蚕豆	20	94	6.3	4.9	31.5	
大豆（干）	10	42	1.2	3.4	11.6	38个
黑豆（干）	10	41	1.5	3.4	14.8	
大豆（煮）	50	88	0.9	7.4	1.8	

食品名	常用量（g）	热量（kcal）	糖分（g）	蛋白质（g）	每100g含糖量	标准
炒黄豆	20	88	2.8	7.5	13.9	
炒黑豆	20	88	3.0	7.3	15.1	
蒸黄豆	20	41	1.0	3.3	5.0	
大豆粉（去皮大豆）	5	23	0.7	1.9	14.2	大匙=5g
木棉豆腐	135	97	1.6	8.9	1.2	1/2块
嫩豆腐	135	76	2.3	6.6	1.7	1/2块
烤豆腐	50	44	0.3	3.9	0.5	1/3~1/5块
炒豆腐	135	203	0.3	14.4	0.2	1大块
油炸豆腐	30	123	0.0	7.0	0.0	1片
炸豆腐团	95	217	0.2	14.5	0.2	1个
冻豆腐	20	107	0.3	10.1	1.7	1个
拉丝纳豆	50	100	2.7	8.3	5.4	1包
纳豆泥	50	97	2.3	8.3	4.6	1包
豆腐渣（生）	40	44	0.9	2.4	2.3	1人份
豆腐渣（干）	10	42	0.9	2.3	8.7	
无调味豆浆	210	97	6.1	7.6	2.9	1杯
调味豆浆	210	134	9.5	6.7	4.5	1杯
豆腐皮（生）	30	69	1.0	6.5	3.3	
豆腐皮（干）	5	27	0.2	2.5	4.2	1人份
豆酵饼	20	40	1.0	3.2	5.2	1/5片
扁桃仁（干）	50	294	5.4	9.8	10.8	35粒
扁桃仁（油炸）	50	303	5.2	9.6	10.4	35粒

食品名	常用量 （g）	热量 （kcal）	糖分 （g）	蛋白质 （g）	每100g 含糖量	标准
扁桃仁（炒、无盐）	50	304	4.9	10.2	9.7	
腰果仁（油炸）	30	173	6.0	5.9	20.0	20粒
南瓜（炒）	50	287	2.4	13.3	4.7	
白果（生）	15	26	5.0	0.7	33.2	10粒
白果（煮）	10	17	3.3	0.5	33.4	
栗子（生）	20	33	6.5	0.6	32.7	1个
核桃（炒）	6	40	0.3	0.9	4.2	1个
椰奶	50	75	1.3	1.0	2.6	1/4杯
芝麻（干）	3	17	0.2	0.6	7.6	1小匙
芝麻（炒）	3	18	0.2	0.6	5.9	1小匙
阿月浑子（炒）	40	246	4.7	7.0	11.7	40粒
葵花籽（油炸）	40	244	4.1	8.0	10.3	
欧洲榛子（油炸）	40	274	2.6	5.4	6.5	
澳洲坚果（炒）	50	360	3.0	4.2	6.0	
松子（炒）	40	276	0.5	5.8	1.2	
花生（炒）	40	234	5.0	10.6	12.4	30粒
黄油花生	40	237	4.5	10.2	11.3	40粒
花生酱	17	109	2.4	4.3	14.4	1大匙
胡葱	5	2	0.1	0.2	2.3	1人份
明日叶	10	3	0.1	0.3	1.1	1块
绿芦笋	30	7	0.6	0.8	2.1	1根
白芦笋（水煮罐头）	15	3	0.4	0.4	2.6	1根

食品名	常用量 （g）	热量 （kcal）	糖分 （g）	蛋白质 （g）	每100g 含糖量	标准
扁豆	50	12	1.4	0.9	2.7	1餐份
独活	20	4	0.6	0.2	2.9	1餐份
毛豆	50	68	1.9	5.9	3.8	1餐份
豆苗（生）	50	14	0.4	1.9	0.7	
豌豆角（嫩豆荚）	20	7	0.9	0.6	4.5	配菜
按扣豌豆	50	22	3.7	1.5	7.5	配菜
青豌豆（生）	50	47	3.8	3.5	7.6	
青豌豆（冷冻）	5	5	0.6	0.3	11.3	10粒
无翅猪毛菜	60	10	0.5	0.8	0.9	1餐份
秋葵	20	6	0.3	0.4	1.6	2根
芜菁（叶）	80	16	0.8	1.8	1.0	3棵
芜菁（根）	50	10	1.6	0.4	3.1	1小个
西洋南瓜	50	46	8.6	1.0	17.1	5cm厚的角1个
芥菜	35	9	0.4	1.2	1.0	1棵=35g
花椰菜	80	22	1.8	2.4	2.3	1餐份
葫芦干	3	8	1.1	0.2	38.0	
卷心菜	50	12	1.7	0.7	3.4	1片
黄瓜	50	7	1.0	0.5	1.9	1/2根
西芹	5	1	0.0	0.1	0.0	
慈姑	20	25	4.8	1.3	24.2	1个
羽衣甘蓝	10	3	0.2	0.2	1.9	
牛蒡	60	39	5.8	1.1	9.7	1/3根

食品名	常用量 （g）	热量 （kcal）	糖分 （g）	蛋白质 （g）	每100g 含糖量	标准
小松菜	80	11	0.4	1.2	0.5	1人份
柿子椒	4	1	0.1	0.1	2.1	1个
紫苏	1	0	0.0	0.0	0.2	1片
茼蒿	15	3	0.1	0.3	0.7	1根
莼菜（水煮罐头）	5	0	0.0	0.0	0.0	1人份
姜	20	6	0.9	0.2	4.5	1块
糖醋姜片	5	3	0.5	0.0	10.5	配菜
越瓜	110	17	2.3	1.0	2.1	1/2个
芋头茎	80	13	2.0	0.4	2.5	1餐份
西葫芦	100	14	1.5	1.3	1.5	1/2个
水芹	15	3	0.1	0.3	0.8	1棵
药芹	50	8	1.1	0.2	2.1	1/2个
水煮紫萁	50	11	0.3	0.6	0.6	1餐份
蚕豆（未成熟）	20	22	2.6	2.2	12.9	1豆荚
嫩萝卜叶	5	1	0.1	0.1	1.4	1餐份
萝卜叶	30	8	0.4	0.7	1.3	
萝卜	100	18	2.7	0.5	2.7	1餐份
萝卜干	10	30	4.8	1.0	48.4	1餐份
水煮竹笋	50	15	1.1	1.8	2.2	1餐份
洋葱	100	37	7.2	1.0	7.2	1餐份
楤木芽	30	8	0.0	1.3	0.1	4个
菊苣	110	18	3.1	1.1	2.8	

食品名	常用量（g）	热量（kcal）	糖分（g）	蛋白质（g）	每100g含糖量	标准
小白菜	100	9	0.8	0.6	0.8	1棵
冬瓜	100	16	2.5	0.5	2.5	1餐份
玉米	90	83	12.4	3.2	13.8	1/2个
番茄	150	29	5.6	1.1	3.7	1个
小番茄	10	3	0.6	0.1	5.8	1个
番茄罐头	100	20	3.1	0.9	3.1	
番茄汁	180	31	5.9	1.3	3.3	1杯
茄子	80	18	2.3	0.9	2.9	1餐份
菜花	50	17	0.8	2.2	1.6	1餐份
苦瓜	60	10	0.8	0.6	1.3	1/2个
韭菜	100	21	1.3	1.7	1.3	1捆
胡萝卜	30	12	2.0	0.2	6.5	1餐份
金时胡萝卜	30	13	1.7	0.5	5.7	1餐份
大蒜	7	10	1.5	0.4	21.3	1瓣
蒜苗	50	23	3.4	1.0	6.8	1/2捆
葱白	50	17	2.9	0.7	5.8	1餐份
葱叶	5	2	0.2	0.1	3.3	1餐份
白菜	100	14	1.9	0.8	1.9	1片
荷兰芹	3	1	0.0	0.1	1.0	1大匙
甜椒	25	6	0.7	0.2	2.8	1个
红甜椒	70	21	3.9	0.7	5.6	1/2个
黄甜椒	70	19	3.7	0.6	5.3	1/2个

食品名	常用量（g）	热量（kcal）	糖分（g）	蛋白质（g）	每100g含糖量	标准
款冬	40	4	0.7	0.1	1.7	1个
花茎甘蓝	50	17	0.4	2.2	0.8	1餐份
菠菜	80	16	0.2	1.8	0.3	1餐份
日本水菜	40	9	0.7	0.9	1.8	
鸭儿芹	5	1	0.1	0.1	1.2	5根
阳荷	10	1	0.1	0.1	0.5	1个
球子甘蓝	55	28	2.4	3.1	4.4	
绿豆芽	40	6	0.5	0.7	1.3	1餐份
黄豆芽	40	15	0.0	1.5	0.0	1餐份
台湾黄麻	60	23	0.2	2.9	0.4	1餐份
百合根	10	13	2.3	0.4	22.9	1块
西生菜	20	2	0.3	0.1	1.7	1餐份
苦苣	10	1	0.1	0.1	0.9	1片
莜麦菜	55	9	0.8	0.8	1.4	
红莴苣	20	3	0.2	0.2	1.2	1片
生菜	5	1	0.0	0.1	0.5	
莲藕	30	20	4.1	0.6	13.5	1餐份
芝麻菜	10	2	0.1	0.2	0.5	
冬葱	50	15	2.3	0.8	4.6	1餐份
蕨菜	50	11	0.2	1.2	0.4	1餐份
梅干（腌制）	10	10	1.9	0.2	18.6	1个
榨菜（咸菜）	10	2	0.0	0.3	0.0	1小盘

食品名	常用量 （g）	热量 （kcal）	糖分 （g）	蛋白质 （g）	每100g 含糖量	标准
酱萝卜	20	13	2.3	0.2	11.7	2块
日式腌菜	20	37	8.2	1.1	41.0	2块
腌萝卜	20	11	2.4	0.2	12.2	2块
腌雏叶芥	20	7	0.4	0.6	1.8	1小盘
腌芜菁叶	20	5	0.5	0.3	2.3	1小盘
糖醋薤头	20	23	5.1	0.1	25.7	1小盘
泡菜	20	9	1.0	0.6	5.2	1小盘
牛油果	80	150	0.7	2.0	0.9	1/2个
草莓	75	26	5.3	0.7	7.1	5粒
无花果	50	27	6.2	0.3	12.4	1个
伊予相	60	28	6.4	0.5	10.7	1/3个
温州蜜柑	70	32	7.7	0.5	11.0	1个
盐渍油橄榄（绿）	10	15	0.1	0.1	1.2	5个
盐渍油橄榄（黑）	10	12	0.1	0.1	0.9	5个
脐橙	65	30	7.0	0.6	10.8	1/2个
清见柑橘	140	57	13.6	1.1	9.7	1个
柿子	100	60	14.3	0.4	14.3	1/2个
瓯柑果汁	5	1	0.4	0.0	8.4	1小匙
猕猴桃	120	64	13.2	1.2	11.0	1个
金橘	10	7	1.3	0.1	12.9	1个
葡萄柚	160	61	14.4	1.4	9.0	1/2个
日本樱桃	60	36	8.4	0.6	14.0	10个

食品名	常用量 （g）	热量 （kcal）	糖分 （g）	蛋白质 （g）	每100g 含糖量	标准
美国樱桃	60	44	9.4	0.4	16.6	5个
台湾香檬	5	1	0.4	0.0	7.6	1小匙
西瓜	180	67	16.6	1.1	9.2	1/16个
酸橘果汁	5	1	0.3		6.5	1小匙
日本甜橙	140	69	16.2	1.5	11.6	1个
梨	120	52	12.5	0.4	10.4	1/2个
洋梨	120	65	15.0	0.4	12.5	1/2个
夏橙	190	76	16.7	1.7	8.8	1个
菠萝	180	92	21.4	1.1	11.9	1/6个
八朔柑	130	59	13.0	1.0	10.0	1/2个
香蕉	100	86	21.4	1.1	21.4	1根
番木瓜	115	44	8.4	0.6	7.3	1/2个
枇杷	30	12	2.7	0.1	9.0	1个
葡萄	45	27	6.8	0.2	15.2	1/2串
蓝莓	45	22	4.3	0.2	9.6	
甜瓜	100	42	9.8	1.1	9.8	1/4个
桃	170	68	15.1	1.0	8.9	1个
柚子果汁	5	1	0.3	0.0	6.6	1小匙
荔枝	30	19	4.7	0.3	15.5	1个
酸橙果汁	5	1	0.5	0.0	9.1	1小匙
苹果	100	57	14.1	0.1	14.1	1/2个
柠檬	60	32	4.6	0.5	7.6	1/2个

食品名	常用量（g）	热量（kcal）	糖分（g）	蛋白质（g）	每100g含糖量	标准
柠檬果汁	5	1	0.4	0.0	8.6	1小匙
金针菇	20	4	0.7	0.5	3.7	1餐份
木耳（干）	1	2	0.1	0.1	13.7	1个
香菇（鲜）	14	3	0.2	0.4	1.5	1个
香菇（干）	3	5	0.7	0.6	22.4	1个
蟹味菇	20	2	0.2	0.5	0.9	1餐份
滑子菇	10	2	0.2	0.2	1.9	1餐份
杏鲍菇	20	4	0.5	0.6	2.6	1个
平菇	10	2	0.4	0.3	3.6	1个
舞菇	20	3	0.2	0.4	0.9	1餐份
鲜菇	15	2	0.0	0.4	0.1	1个
鲜菇（水煮罐头）	10	1	0.0	0.3	0.1	1个
松茸	30	7	1.1	0.6	3.5	1个
黑海带	10	14	0.8	1.2	8.2	1餐份
烤紫菜	3	6	0.2	1.2	8.3	1片
五香海苔	3	11	0.5	1.2	16.6	1捆
海葡萄	30	1	0.1	0.2	0.4	
羊栖菜	10	15	0.7	0.9	6.6	1餐份
裙带菜切片	2	3	0.1	0.4	6.2	1餐份
裙带菜（生）	20	3	0.4	0.4	2.0	1餐份
海带丝	3	3	0.2	0.2	6.9	1餐份
海带	2	2	0.4	0.1	22.0	1餐份

食品名	常用量（g）	热量（kcal）	糖分（g）	蛋白质（g）	每100g含糖量	标准
琼脂	50	1	0.0	0.1	0.0	1餐份
琼脂块	7	11	0.0	0.2	0.0	1块
裙带菜根	50	6	0.0	0.5	0.0	1餐份
海蕴	50	2	0.0	0.1	0.0	1餐份
牛奶	210	141	10.1	6.9	4.8	1盒
低脂奶	210	97	11.6	8.0	5.5	1盒
生奶油（乳脂）	100	433	3.1	2.0	3.1	1/2包
生奶油（植脂）	100	392	2.9	6.8	2.9	1/2包
咖啡伴侣（液体）	5	12	0.1	0.2	1.8	1个
咖啡伴侣（粉末）	6	34	3.2	0.2	53.1	1包
全脂无糖酸奶	100	62	4.9	3.6	4.9	1餐份
加工干酪	20	68	0.3	4.5	1.3	1块
茅屋奶酪	15	16	0.3	2.0	1.9	1块
卡门培尔干酪	20	62	0.2	3.8	0.9	1片
奶油奶酪	20	69	0.5	1.6	2.3	1片
伍斯特辣酱油	6	7	1.6	0.1	26.3	1小匙
中浓酱	6	8	1.8	0.0	29.8	1小匙
特浓酱	6	8	1.8	0.1	29.9	1小匙
豆瓣酱	10	6	0.4	0.2	3.6	1/2大匙
老抽酱油	6	4	0.6	0.5	10.1	1小匙
生抽酱油	6	3	0.5	0.3	7.8	1小匙
大豆酱油	6	7	1.0	0.7	15.9	1小匙

食品名	常用量（g）	热量（kcal）	糖分（g）	蛋白质（g）	每100g含糖量	标准
固态浓汤块	5	12	2.1	0.4	41.8	1餐份
干调料	2	4	0.6	0.5	31.1	1/2小杯
调面汁	100	44	8.7	2.2	8.7	1餐份
蚝油	6	6	1.1	0.5	18.1	1小匙
番茄泥	5	2	0.4	0.1	8.1	1小匙
番茄酱	5	4	0.9	0.2	17.3	1小匙
番茄沙司	5	6	1.3	0.1	25.6	1小匙
无油沙拉酱	15	12	2.4	0.5	15.9	1大匙
法式沙拉酱	15	61	0.9	0.0	5.9	1大匙
千岛酱	15	62	1.3	0.2	4.5	1大匙
蛋黄酱（全蛋）	12	84	0.5	0.2	4.5	1大匙
蛋黄酱（蛋黄）	12	80	0.2	0.3	1.7	1大匙
甜味噌	18	39	5.8	1.7	32.3	1大匙
浅色辣味噌	18	35	3.1	2.3	17.0	1大匙
红色辣味噌	18	33	3.1	2.4	17.0	1大匙
咖喱酱	25	128	10.3	1.6	41.0	1人份
快手酱	25	128	11.3	1.5	45.0	1人份
酒糟	20	45	3.7	3.0	18.6	1餐份
谷物醋	5	1	0.1	0.0	2.4	1小匙
米醋	5	2	0.4	0.0	7.4	1小匙
葡萄醋	5	1	0.1	0.0	1.2	1小匙
苹果醋	5	1	0.1	0.0	2.4	1小匙

食品名	常用量 （g）	热量 （kcal）	糖分 （g）	蛋白质 （g）	每100g 含糖量	标准
黑葡萄醋	5	5	1.0	0.0	19.4	
味淋	6	14	2.6	0.0	43.2	1小匙
酿造酒	180	193	8.1	0.7	4.5	1杯
啤酒	353	141	10.9	1.1	3.1	1罐=350ml （100ml=100.8g）
发泡酒	353	159	12.7	0.4	3.6	1罐=350ml （100ml=100.9g）
葡萄酒（白）	100	73	2.0	0.1	2.0	1杯
葡萄酒（红）	100	73	1.5	0.2	1.5	1杯
葡萄酒（玫瑰）	100	77	4.0	0.1	4.0	1杯
绍兴酒	50	64	2.6	0.9	5.1	
烧酒（甲类）	180	371	0.0	0.0	0.0	1杯
烧酒（乙类）	180	263	0.0	0.0	0.0	1杯
威士忌	30	71	0.0	0.0	0.0	1杯
白兰地	30	71	0.0	0.0	0.0	1杯
伏特加	30	72	0.0	0.0	0.0	1杯
金酒	30	85	0.0	0.0	0.1	1杯
朗姆酒	30	72	0.0	0.0	0.1	1杯
梅酒	30	47	6.2	0.0	20.7	1杯
牛肩肉（五花）	100	286	0.3	17.7	0.3	
牛肩肉（纯瘦）	100	201	0.3	20.2	0.3	
牛里脊（五花）	100	411	0.2	13.8	0.2	
牛里脊（纯瘦）	100	316	0.2	16.5	0.2	

食品名	常用量（g）	热量（kcal）	糖分（g）	蛋白质（g）	每100g含糖量	标准
牛腰肉（五花）	100	498	0.3	11.7	0.3	
牛腰肉（纯瘦）	100	317	0.4	17.1	0.4	
牛腩（五花）	100	517	0.1	11.0	0.1	
牛腿（五花）	100	259	0.5	19.2	0.5	
牛腿（纯瘦）	100	193	0.6	21.3	0.6	
牛臀肉（五花）	100	347	0.4	15.1	0.4	
牛臀肉（纯瘦）	100	211	0.5	19.2	0.5	
牛嫩腰里脊（纯瘦）	100	223	0.3	19.1	0.3	
牛肉馅	100	272	0.3	17.1	0.3	
牛舌	50	178	0.1	6.7	0.2	
牛肝	50	66	1.9	9.8	3.7	
烤牛肉	50	98	0.5	10.9	0.9	2~3片
牛肉罐头	50	102	0.9	9.9	1.7	1/2罐
牛肉干	10	32	0.6	5.5	6.4	1餐份
猪肩肉（五花）	100	216	0.2	18.5	0.2	
猪肩肉（纯瘦）	100	125	0.2	20.9	0.2	
猪肩里脊（五花）	100	253	0.1	17.1	0.1	
猪肩里脊（纯瘦）	100	157	0.1	19.7	0.1	
猪里脊（五花）	100	263	0.2	19.3	0.2	
猪里脊（纯瘦）	100	150	0.3	22.7	0.3	
猪五花	100	395	0.1	14.4	0.1	
猪腿（五花）	100	183	0.2	20.5	0.2	

食品名	常用量（g）	热量（kcal）	糖分（g）	蛋白质（g）	每100g含糖量	标准
猪腿（纯瘦）	100	128	0.2	22.1	0.2	
猪嫩腰里脊	100	130	0.3	22.2	0.3	
猪肉馅	100	236	0.1	17.7	0.1	
猪舌	50	111	0.1	8.0	0.1	
猪心	50	68	0.1	8.1	0.1	
猪肝	50	64	1.3	10.2	2.5	
猪肚（煮）	50	61	0.0	8.7	0.0	
小肠（煮）	50	86	0.0	7.0	0.0	
大肠（煮）	50	90	0.0	5.9	0.0	
猪蹄	50	115	Tr[1]	10.1	Tr	
去骨熏火腿	20	24	0.4	3.7	1.8	1片
烤火腿	20	39	0.3	3.3	1.3	1片
生火腿（速成）	10	25	0.1	2.4	0.5	2片
培根	20	81	0.1	2.6	0.3	1片
维也纳香肠	20	64	0.6	2.6	3.0	1根
半干香肠	10	34	0.3	1.5	2.6	1片
干香肠	10	50	0.2	2.5	2.1	1片
叉烧猪肉	30	52	1.5	5.8	5.1	3片
明胶	10	34	0.0	8.8	0.0	
羊肩肉（五花）	100	233	0.1	17.1	0.1	
羊里脊（五花）	100	310	0.2	15.6	0.2	

---

[1] Tr：指超出或低于目前检测方法的检测限或未检出其含量。

食品名	常用量 （g）	热量 （kcal）	糖分 （g）	蛋白质 （g）	每100g 含糖量	标准
羊腿（五花）	100	198	0.3	20.0	0.3	
鸭肉（带皮）	50	167	0.1	7.1	0.1	
鸡翅尖（带皮）	100	195	0.0	23.0	0.0	
鸡胸肉（带皮）	100	244	0.0	19.5	0.0	
鸡胸肉（去皮）	100	121	0.0	24.4	0.0	
鸡腿肉（带皮）	100	253	0.0	17.3	0.0	
鸡腿肉（去皮）	100	138	0.0	22.0	0.0	
鸡脯肉	100	114	0.0	24.6	0.0	
鸡肉馅	100	186	0.0	17.5	0.0	
鸡心	50	104	Tr	7.3	Tr	
鸡肝	50	56	0.3	9.5	0.6	
鸡胗	50	47	Tr	9.2	Tr	2个
鸡蛋	50	76	0.2	6.2	0.3	1个
鹌鹑蛋	10	18	0.0	1.3	0.3	
皮蛋	68	146	0.0	9.3	0.1	1个
竹荚鱼	70	88	0.1	13.8	0.1	1块
竹荚鱼干	65	109	0.1	13.1	0.1	1片
蒸鳗鱼	60	116	0.0	10.6	0.0	2块
脂眼鲱	65	88	0.2	13.9	0.3	1条
鳀鱼干	50	57	0.1	11.6	0.2	
橄榄油沙丁鱼	20	72	0.1	4.1	0.3	3条
烤鳗鱼	60	199	0.1	12.4	0.1	2块

食品名	常用量（g）	热量（kcal）	糖分（g）	蛋白质（g）	每100g含糖量	标准
蒲烧鳗鱼	60	176	1.9	13.8	3.1	2块
鲣鱼	60	68	0.1	15.5	0.1	5块
鲽鱼	75	71	0.1	14.7	0.1	5片
比目鱼干	60	70	0.0	12.1	0.0	
沙钻鱼	30	24	0.0	5.6	0.0	3片
咸鲑鱼	100	199	0.1	22.4	0.1	1块
烟熏三文鱼	20	32	0.0	5.1	0.1	1片
鲐鱼（挪威）	100	326	0.4	17.2	0.4	1块
蓝点马鲛	100	177	0.1	20.1	0.1	1块
秋刀鱼	85	252	0.1	15.0	0.1	3片
柳叶鱼	50	83	0.1	10.5	0.2	2条
舌鳎鱼	110	106	Tr	21.1	Tr	1条
真鲷	100	142	0.1	20.6	0.1	1块
鰤鱼	100	257	0.3	21.4	0.3	1块
金枪鱼	60	211	0.1	12.2	0.1	5块
油渍金枪鱼	50	134	0.1	8.9	0.1	1餐份
西太公鱼	80	62	0.1	11.5	0.1	5条
赤贝	20	15	0.7	2.7	3.5	
蛤蜊	60	18	0.2	3.6	0.4	
鲍鱼	135	99	5.4	17.1	4.0	
牡蛎	15	9	0.7	1.0	4.7	
蝾螺	30	27	0.2	5.8	0.8	生吃

食品名	常用量 （g）	热量 （kcal）	糖分 （g）	蛋白质 （g）	每100g 含糖量	标准
蚬	30	19	1.4	2.3	4.5	一碗
鸟贝	10	9	0.7	1.3	6.9	2个
干贝	25	22	0.9	4.2	3.5	1个
对虾	30	29	Tr	6.5	Tr	1只
帝王蟹（煮）	80	64	0.2	14.0	0.3	
日本乌贼	225	187	0.2	40.3	0.1	1块
萤乌贼	60	62	0.2	10.6	0.4	1餐份
鱿鱼干	30	100	0.1	20.8	0.4	1餐份
咸鲑鱼子	17	46	0.0	5.5	0.2	1大匙
腌鱼	20	23	1.3	3.0	6.5	1大匙
大章鱼（煮）	100	99	0.1	21.7	0.1	一条腿
海胆	5	6	0.2	0.8	3.3	1个
海胆酱	16	27	3.6	2.2	22.4	1大匙
海蜇（无盐）	20	4	Tr	1.0	Tr	1餐份
咸鳕鱼子	45	63	0.2	2.4	9.7	1匙
蒸鱼糕	20	19	1.9	2.4	9.7	1厘米厚
蟹味鱼糕	20	18	1.8	2.4	9.2	1根
烤鱼卷	20	24	2.7	2.4	13.5	1/4根
鱼肉山芋饼	25	24	2.9	2.5	11.4	1/4片
炸胡萝卜鱼肉饼	40	56	5.6	5.0	13.9	1/2个
鱼肉肠	40	64	5.0	4.6	12.6	1/2根